一夜美人力

越睡越年輕，100招打造香甜好眠的入睡魔法術

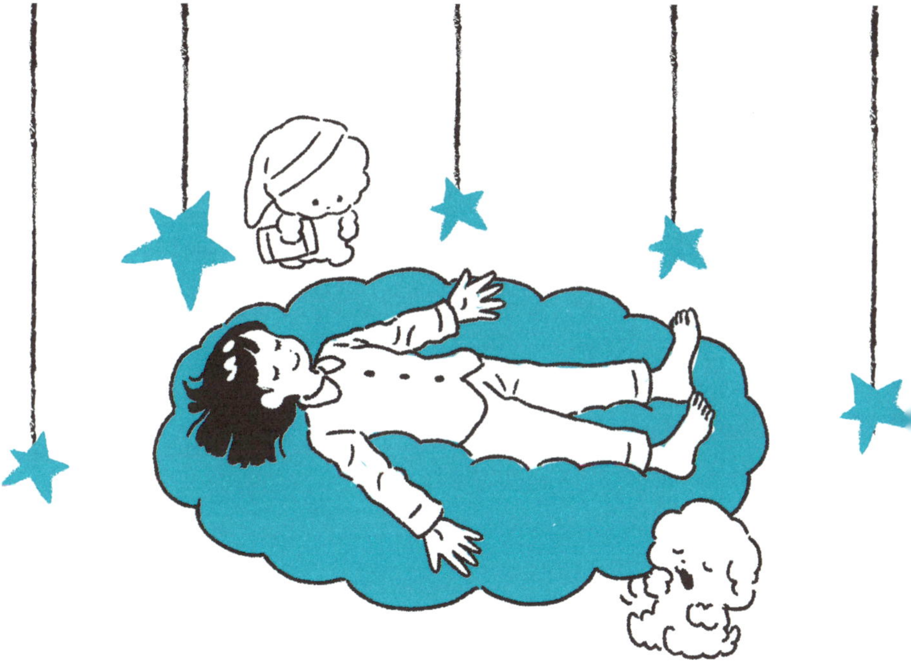

オトナ女子の不調と疲れに
効く眠りにいいこと100

三橋美穂——著 蔡昭儀——譯

前言　認真生活的你，更應該好好睡一覺　11
越睡越年輕！一夜美人力的7個好眠魔法術　14

PART 1 調整生理時鐘

001 「早起沒精神」可能是睡眠時型的問題　20
002 小小改變就能讓你早晨精神抖擻　22
003 幫助好眠的晨間習慣培養　24
004 白天刻意製造曬太陽的機會　26
005 小睡片刻，解決午後的精神不濟　28
006 提升午睡品質的小妙招　30
007 午休後伸展一下，喚醒頭腦和身體　32
008 晚上就寢前8小時不要打瞌睡　34
009 利用零碎時間運動，晚上可以睡個好覺　36
010 留意燈光變化，傍晚後降低照明的亮度　38
011 週末早晨的起床時間是平日起床時間＋1小時　40
012 泡個熱水澡，調回被貪睡打亂的生理時鐘　42
013 有效克服熬夜疲勞的方法　44

014 國外旅行回來後，快速調整時差的方法 46

PART 2 確保你的最佳睡眠時間

015 如何找到自己的理想睡眠時數 50
016 1分鐘就入睡是睡眠不足的徵兆 52
017 清醒的時間≠有效率的活動時間 54
018 報復性熬夜是疲勞的根源 56
019 用鬧鐘來管理沐浴和就寢時間 58
020 如果總是睡到一半要起來上廁所，怎麼辦？ 60
021 用Pokémon Sleep培養早睡習慣 62
022 下載習慣養成的應用程式「大家來挑戰」 64

PART 3 輕鬆喚醒大腦與身體

023 拉一拉耳朵趕走睡意 68

024 睡覺時把鬧鐘放在遠處 70
025 充分吸飽氣，將身體轉變成清醒模式 72
026 1分鐘神清氣爽！瞬間清醒的穴道 74
027 早上泡腳能讓體溫上升，身體更加清醒 76
028 一起床就身心舒暢！早晨的香氣與音樂 78
029 選用自動清醒窗簾，感受美好的晨曦 80
030 沒有鬧鐘也能自動起床！自我覺醒法 82

PART 4

重新審視飲食和沐浴習慣

031 延長早餐前的空腹時間，調整生理時鐘 86
032 早餐很重要，加強蛋白質攝取 88
033 午餐定食從蔬菜開始吃 90
034 零食首選！腸道環境友善的核桃 92
035 晚餐簡單吃，好睡沒煩惱 94
036 晚餐要充分攝取食物纖維 96
037 吃火鍋和辛辣飲食可以暖身助眠 98
038 克服花粉症需要無麩質飲食與寡糖 100

039 垃圾食物會讓我們睡不好！ 102
040 糖分攝取過量對身體、心靈和睡眠有害 104
041 片假名飲食改成平假名飲食更健康 106
042 肚子餓到睡不著時，可以吃這個 108
043 吃太飽而睡不著時，試試這樣做 110
044 想要一夜好眠，簡單泡15分鐘溫水澡 112
045 睡前短暫沐浴5分鐘，沖澡泡腳一起來也不錯 114
046 消除頸部及眼部的疲勞！洗頭順便按摩頭皮 116
047 用汗水把體寒和疲勞一起帶走！熱休克蛋白沐浴法 118

PART 5 舒緩生理期的身心失調

048 生理期前比較淺眠，試著讓體溫起伏大一點 122
049 對付生理期水腫和體寒的5個對策 124
050 緩解生理痛的穴道指壓與灸療 126
051 兩個暖暖包快速舒緩生理痛 128
052 睡覺穿肚圍褲，不讓腹部受寒 130
053 生理期也能安心入睡的好幫手 132

054 沒力氣泡澡時，手浴也能暖和身體 134
055 減緩生理痛的瑜伽姿勢 136
056 睡不著就用肌肉鬆弛法，消除緊張 138
057 失眠也沒關係，輕鬆想著「明天要午睡」就好 140
058 草本茶是經前症候群的好夥伴 142
059 用芳療舒緩生理期不適或疼痛 144
060 經期前可以多出門散步，做點日光浴 146
061 番茄湯能有效調節女性荷爾蒙變化 148

PART 6 打造放鬆的睡眠環境

062 合適的枕頭可以改善肩膀痠痛和頸部皺紋 152
063 旅行或出差也不用怕！隨手做出浴巾枕頭 154
064 讓人徹底放鬆的床墊選擇重點 156
065 選購羽絨被要留意蓬鬆度 158
066 變形塌陷的床墊，可以用毛巾來調整 160
067 快速更換被單也有密技？ 162
068 對付寢具塵蟎，不可以濕著頭髮睡覺！ 164

069 睡前保持良好通風，提升睡眠品質 166
070 選擇舒適好眠的睡衣 168
071 遮蔽光線的刺激！想要熟睡，就戴眼罩 170
072 把臥室收拾乾淨，心情和睡眠都會變好 172
073 一起睡得好，感情才會好！雙人床墊的選擇 174
074 即使想要窩在一塊，寵物還是自己睡比較好 176
075 避免身體痠痛的側睡祕訣 178
076 小夜燈也不要！睡覺時，零照明才是最理想 180
077 夏天冷氣開25～28度，穿長袖長褲防止睡覺著涼 182
078 冬天暖氣開18～23度，背部和腹部都要保暖才能好眠 184

PART 7

釋放心靈和身體的壓力

079 醒來全身舒暢，幫助睡眠的五種精油 188
080 在床上滑手機是好眠的大敵 190
081 喝酒、抽菸、咖啡因都要盡量避免 192
082 大自然的聲音和慢節奏音樂，讓人舒服入眠 194
083 睡不著的夜晚，眺望星空放鬆心情 196

084 睡前喝點花草茶或低咖啡因的咖啡，放鬆一下 198
085 睡前1分鐘的好眠伸展操 200
086 睡覺到一半抽筋怎麼辦？穿襪套解決 202
087 腿部水腫不舒服，睡覺把腿墊高 204
088 讀厚重的哲學書就會想睡 206
089 想事情想到睡不著時，在腦中想像「嗯～」的聲音 208
090 運用鼻孔交替呼吸法，鼻子暢通就能調整心情 210
091 冰敷額頭或後腦勺，告別思考漩渦 212
092 消除疲勞的熱敷，重點是眼睛、頸部、腰部 214
093 心情煩躁時，試試「書寫冥想」 216
094 失眠的時候，先離開床鋪 218
095 在放鬆的聯想詞環繞中，安穩入睡 220
096 從100開始倒數，不知不覺就睡著了 222
097 意識全部集中在呼吸上，進入正念狀態 224
098 睡覺的時候你會磨牙嗎？ 226
099 遇到鬼壓床不要慌張，深呼吸 228
100 改善打呼的訣竅：改變枕頭高度與繞舌練習 230

後記　掌握一夜美人力，打造舒適愉快的生活　232
參考文獻　235

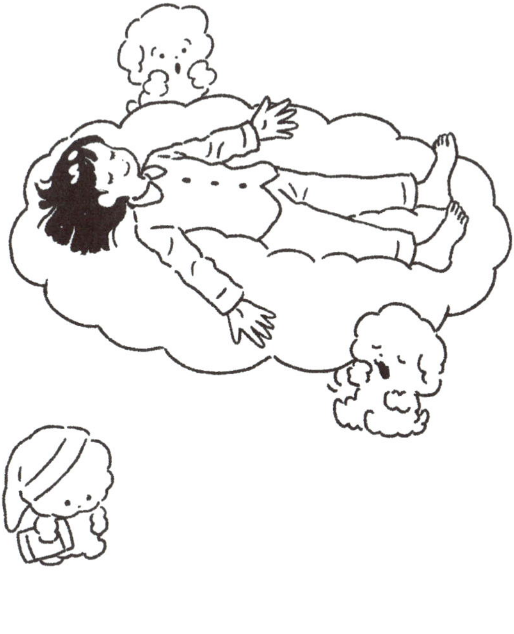

前言

認真生活的你，更應該好好睡一覺

「明明睡了一晚，早上起床依然很疲累。」

「躺在床上就是睡不著。」

「半夜常醒來好幾次。」

你有這些困擾嗎？

我們每天忙於工作、日常生活和休閒嗜好，突然回神才發現，不知不覺就忽略了照顧好自己的身體。

平常的確會感覺有點累，身體偶爾這裡痠那裡痛，久而久之就習慣了……

為了每天努力認真生活的你，我希望藉由「睡眠」的力量提供幫助，讓你的心靈與身體恢復元氣。這本書，就是為了這個願望而誕生的。

好好睡一覺，大腦和身體就能獲得充分休息，提升免疫力，促進新陳代謝。

睡眠占了我們一天中三分之一的時間，有許多非常重要的作用。

只要能調整好睡眠，不僅可以減輕身體不適、消除疲勞，也能夠讓人更健康、更美麗。

我當睡眠專家的經歷超過25年，已為1萬人以上提供過諮詢。

身為一個睡眠專家，我要告訴大家的，只有一件事：

「睡眠這件事，只要多花一點點心思，一定會產生改變。」

曾有一位學員來諮詢「睡眠很淺」的困擾，我只是建議他晚餐後不要打瞌睡，從那天起，他每晚都睡得飽飽的。

還有一位因頭部發麻而煩惱不已的學員，在我精心選出一個完美符合她需求的枕頭後，從此她每天都能神清氣爽地起床了，甚至還開心到特地來向我道謝。

當然，沒有一種方法能對所有人都有效，每個人的體質、生活習慣與睡眠環境等，各不相同。正因為如此，本書才會為「改善睡眠」這個主題收集100個方法。

每個方法都是以**「簡單好上手」**、**「讀過就能學會」**、**「利用家裡現有的東西即可實踐」**為原則。從穿載用品、飲食、運動、沐浴、枕頭、床墊、睡衣、呼吸到精油芳療等等，最有效率的女子好眠祕訣都完整濃縮在這本書了。

「最近總是渾身無力」、「皮膚和身體都明顯看得出疲態」、「沒辦法像以前那樣拼了」，如果你有這些感覺，請務必要參考一夜美人力100招，找出可能適合自己的方法，從中挑幾個身體力行試試看。

睡眠專家　三橋美穗

越睡越年輕！一夜美人力的7個好眠魔法術

想要提升每天的睡眠品質，把身體調養好。究竟該怎麼做呢？為了解決這個疑問，我先教大家7個夜夜好眠的妙招。

本書將以這7個睡眠妙招為章節主題，總共100個實用方法。每個方法都有針對特定的煩惱，並分成8個功能類別，方便讀者依個人需求搜尋。請大家參考第18頁「本書的使用方式」選擇最適合自身煩惱的好眠技巧實際試試看吧。

睡對了，比任何保養都有效！

1 調整生理時鐘

我們體內都有一個大約以24小時為週期規律的「生理時鐘」。只要調整好這個生理時鐘，早上應該睡醒的時間，就會自然清醒，晚上時間到了便會產生睡意。

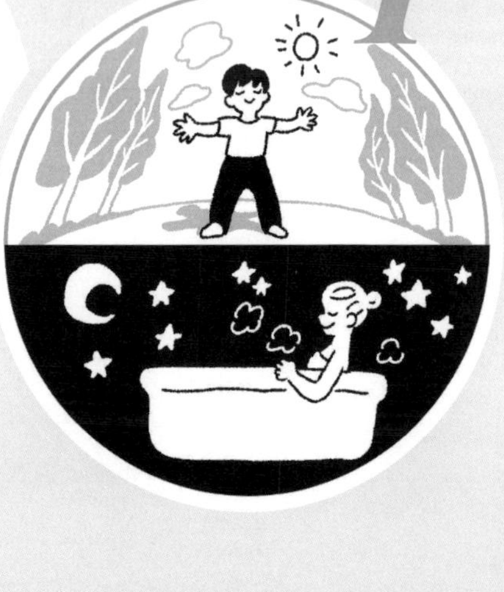

2

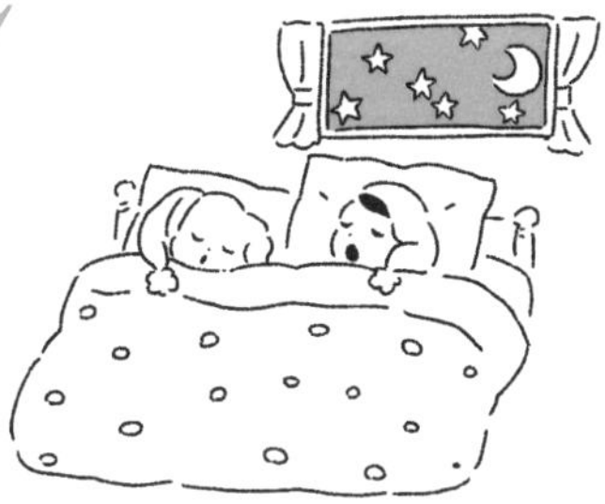

睡對了，比任何保養都有效！

確保你的最佳睡眠時間

睡眠不足的狀態下，大腦和身體就很難消除疲勞。深層睡眠和淺層睡眠也必須平衡。先找出適合自己的睡眠時間，再以此為目標去調整生活習慣。

睡對了，比任何保養都有效！

輕鬆喚醒大腦與身體

3

負責維持身體機能在最佳狀態的自律神經，分為活動期較活躍的「交感神經」，與休息期較活躍的「副交感神經」。早上要有活力，就必須將自律神經切換到清醒模式。

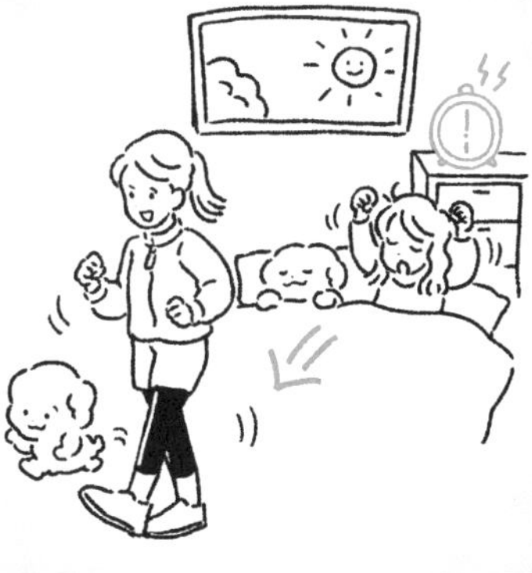

睡對了，比任何保養都有效！

重新審視飲食和沐浴習慣

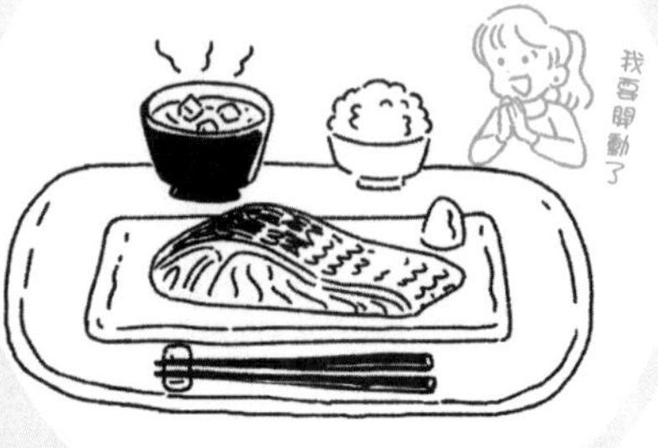

我們身體內部的體溫·「深層體溫」會在白天升高，睡眠中降低。要讓體溫明確有變化，獲得優質睡眠，重新檢視飲食及沐浴習慣是很有效的方法。

4

睡對了，比任何保養都有效！

舒緩生理期的身心失調

5

在生理期之前或期間，女生容易疲倦嗜睡。但是生理痛又會誘使睡眠變淺，翻來覆去睡不著。這些只有女生知道的不適，不能置之不理，只要生活中一點改變，就能提高生理期的睡眠品質。

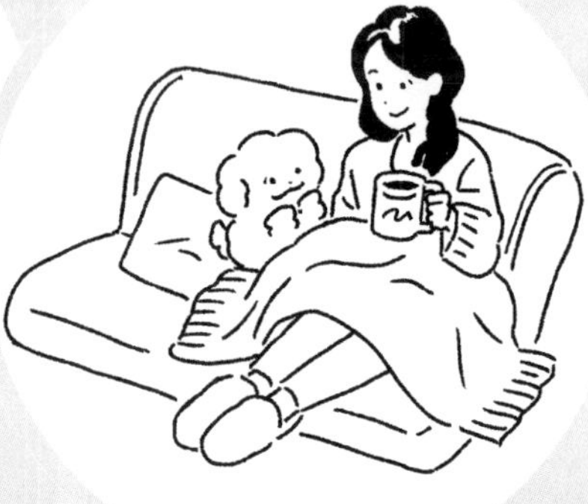

6

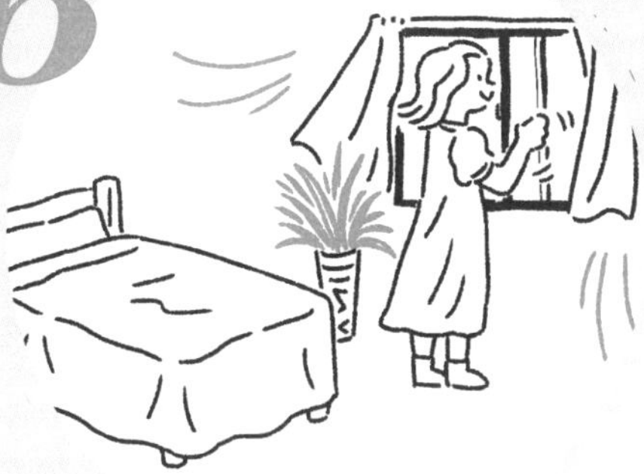

睡對了，比任何保養都有效！

打造
放鬆的睡眠環境

為了一夜好眠，安心舒適的環境是必須的。臥室的溫度或濕度、棉被、枕頭、床墊、睡衣等，都必須是舒服的最佳狀態，才能有深層的好眠。

睡對了，比任何保養都有效！

釋放心靈
和身體的壓力

7

明明身體很疲勞，卻還是睡不著，可能是因為神經還在亢奮中。睡前放鬆身心，啟動副交感神經占主導位置，才能幫助你順利入睡。睡前盡量讓身心沉靜、放鬆，好好享受夜晚的寧靜時光。

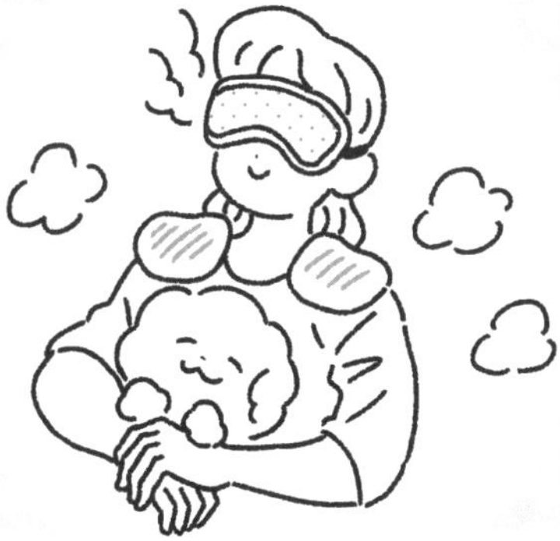

本書的使用方法

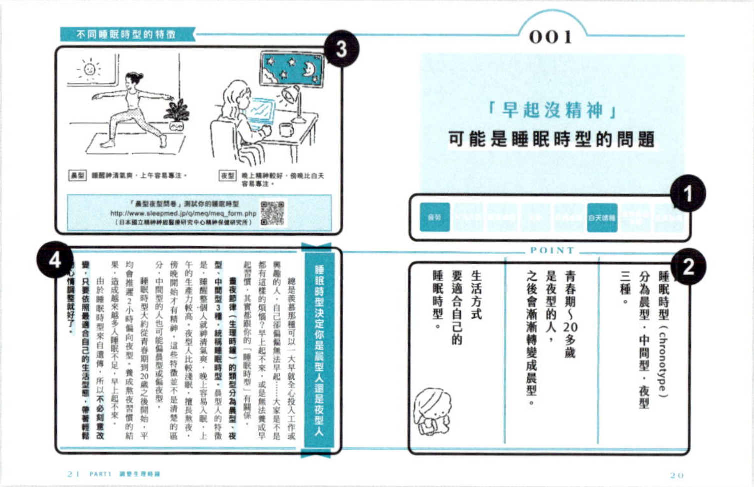

不同睡眠時型的特徵
001
「早起沒精神」
可能是睡眠時型的問題
POINT
睡眠時型(chronotype)分為晨型、中間型、夜型三種。
青春期～20多歲是夜型的人，之後會漸漸轉變成晨型。
生活方式要適合自己的睡眠時型。
睡眠時型決定你是晨型人還是夜型人

1 睡眠有許多好處，書中主要針對8種常見的女性不適與困擾，在100個睡眠技巧中各有對應的解決效果，包括：疲勞、不易入眠、恢復精神、減重、肩頸痠痛、白天嗜睡、寒性體質·水腫和皮膚粗糙。讀者可依照自己不舒服的項目，找到最適合的方法。

2 每個方法都會歸納出3個重點，
沒時間細讀內容時，也可以快速抓重點。

3 搭配插圖解說應該做什麼事、需要知道哪些知識，
幫助大家更容易理解吸收。

4 關於提升睡眠品質的資訊，詳細完整的本文說明。

PART

1

調整生理時鐘

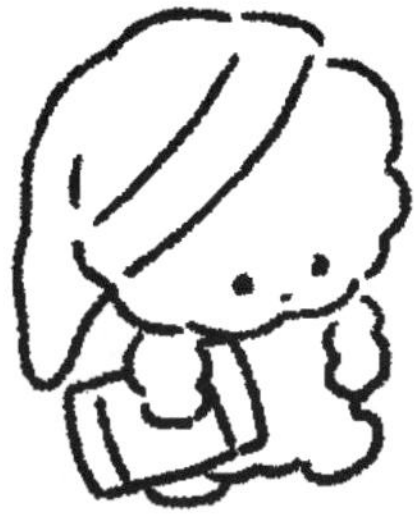

001

「早起沒精神」
可能是睡眠時型的問題

專治

疲勞　不易入眠　恢復精神　減重　肩頸痠痛　白天嗜睡　寒性體質水腫　皮膚粗糙

POINT

睡眠時型（chronotype）分為晨型・中間型・夜型三種。

青春期～20多歲是夜型的人，之後會漸漸轉變成晨型。

生活方式要適合自己的睡眠時型。

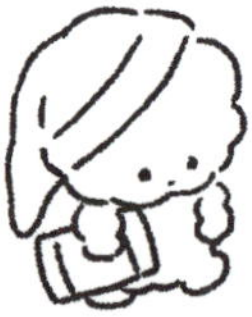

不同睡眠時型的特徵

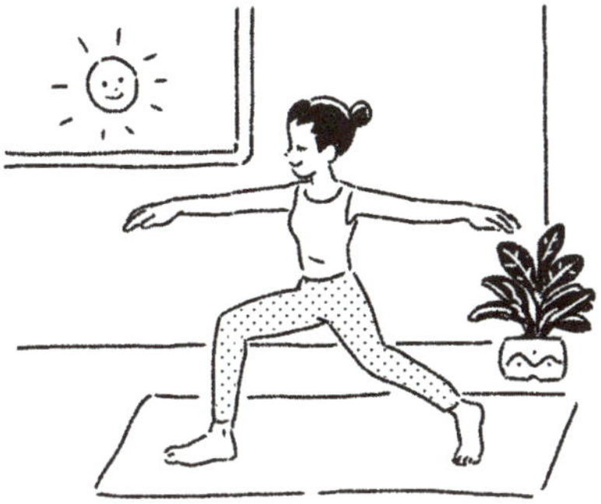

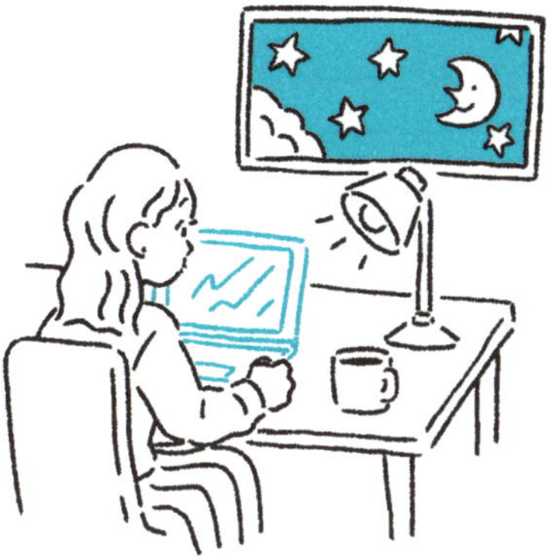

晨型　睡醒神清氣爽，上午容易專注。

夜型　晚上精神較好，傍晚比白天容易專注。

「晨型夜型問卷」測試你的睡眠時型
http://www.sleepmed.jp/q/meq/meq_form.php
（日本國立精神神經醫療研究中心精神保健研究所）

睡眠時型決定你是晨型人還是夜型人

總是羨慕那種可以一大早就全心投入工作或興趣的人，自己卻偏偏無法早起……大家是不是都有這樣的煩惱？早上起不來，或是無法養成早起習慣，其實都跟你的「睡眠時型」有關係。

晝夜節律（生理時鐘）的類型分為晨型、夜型、中間型3種，統稱睡眠時型。晨型人的特徵是，睡醒整個人就神清氣爽，晚上容易入眠，上午的生產力較高。夜型人比較淺眠，擅長熬夜，傍晚開始才有精神。這些特徵並不是清楚的區分，中間型的人也可能偏晨型或偏夜型。

睡眠時型大約從青春期到20歲之後開始，平均會推遲2小時偏向夜型。養成熬夜習慣的結果，造成越來越多人睡眠不足，早上起不來。

由於睡眠時型來自遺傳，所以**不必刻意改變，只要依照最適合自己的生活型態，帶著輕鬆的心情調整就好了。**

002

小小改變就能讓你 早晨精神抖擻

專治

疲勞　不易入眠　白天嗜睡

POINT

每週提早30分鐘起床，慢慢調整為晨型。

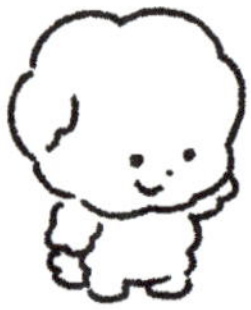

無法準時起床，就打開窗簾睡覺。

露營是成為晨型人的捷徑。

如果你想變成晨型人

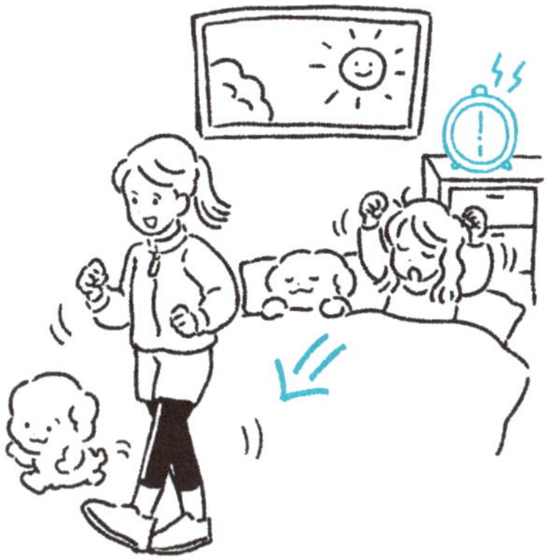

提早30分鐘起床，出去曬太陽，
散步10分鐘以上。

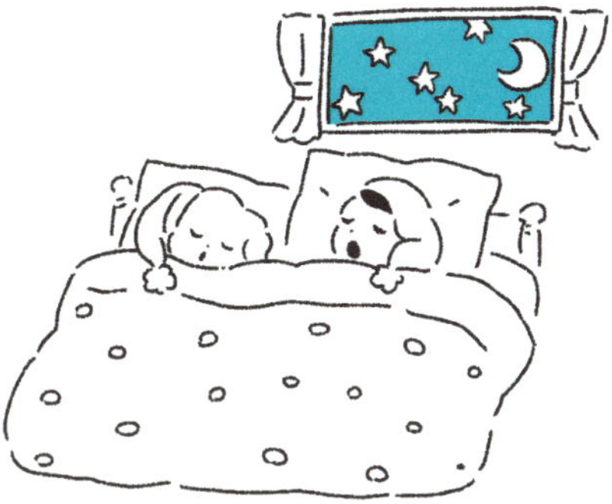

早晨的陽光照進臥室，人就容易清醒。
如果早上總是起不來，
可以開著窗簾睡。

多曬太陽，比較容易接近晨型人

生理時鐘的睡眠時型和遺傳有很大關係，要大幅度的改變比較困難，**不過若能多安排曬太陽的時間，還是能有所轉變。**

想要更像個晨型人，可以試著提早30分鐘起床，曬曬太陽，最好是出去散步10分鐘以上。起床後馬上來場日光浴，就能提前啟動生理時鐘。再來是晚上要提早就寢，持續執行一星期，隔週再提早30分鐘起床……重複執行。

若想要快速轉變成晨型人，露營是很有效的方法。曾經有研究報告指出，夏季的露營一週可以將生理時鐘推前4小時。睡在透光度較好的帳篷裡，日出的時候人就會自然醒過來。一整天在充足的陽光下活動，晚上天色暗下來，很快就有睡意了。

即使是三天兩夜的露營，也會有一定的效果，推薦大家都試試看。

003

幫助好眠的
晨間習慣培養

專治

疲勞　不易入眠　恢復精神　減重　肩頸痠痛　白天嗜睡　寒性體質水腫　皮膚粗糙

POINT

用陽光和早餐重設生理時鐘。

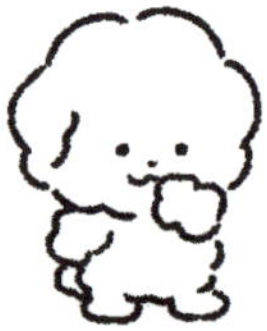

早晨曬太陽，重新設定大腦的「主時鐘」。

起床後1小時內吃早餐，調整全身的「周邊時鐘」。

調整生理時鐘的早晨習慣

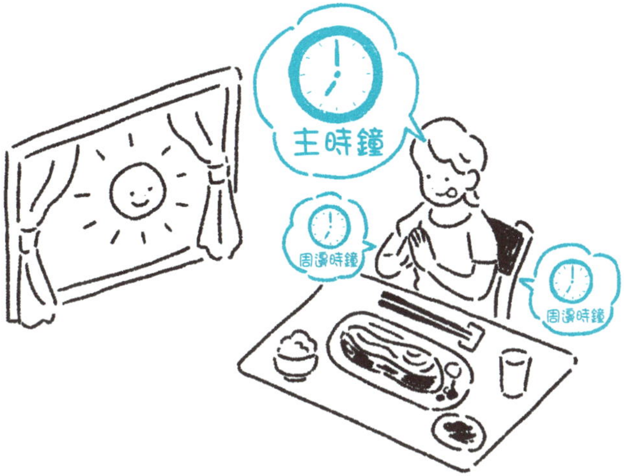

最好在有陽光的地方吃早餐。

打開窗簾吃早餐，重設生理時鐘

據說調節活動與休息規律的生理時鐘平均週期是24.2小時，週期比平均值短的是晨型人，比平均值長的就是夜型人。

能夠將生理時鐘修正為24小時的關鍵，正是規律的生活。其中又以**①固定時間起床、②早晨的日光浴、③吃早餐，特別重要。**

我們體內處處都有生理時鐘，大腦最強勢的主時鐘必須靠「光」來重設，至少需要2千5百勒克斯。晴天的陽光超過10萬勒克斯，陰天也有5千～1萬勒克斯，相較之下，室內照明最亮不過8百勒克斯，可見太陽光的威力多麼厲害。所以**早上起床，一定要拉開窗簾，讓大腦的主時鐘迎接陽光。**

周邊時鐘則可以用早餐校正。**起床後1小時內吃早餐，同步調好體內所有生理時鐘，就可以高效率啟動全新的一天。**

004

白天刻意製造
曬太陽的機會

專治

不易入眠｜恢復精神｜白天嗜睡

POINT

隨著年齡增長，褪黑激素減少分泌，睡眠越來越淺。

曬太陽可以增加血清素分泌，提升白天的精神和活力。

到了晚上，血清素會變成促進睡意的褪黑激素。

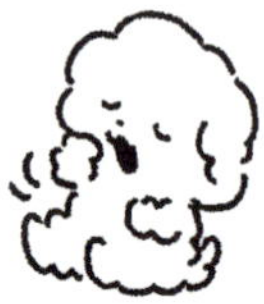

促進夜晚睡意的日間習慣

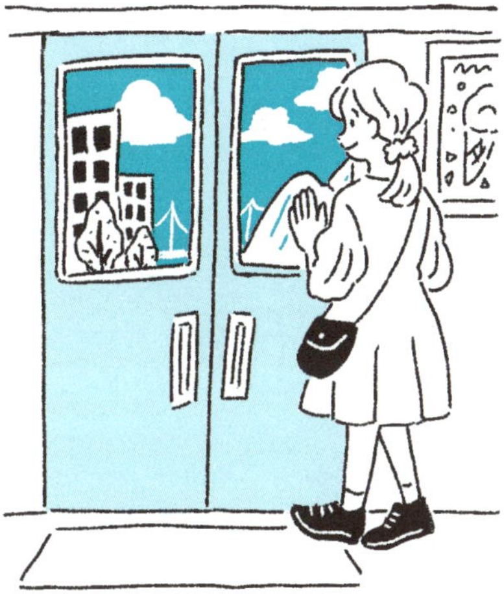

通勤時在車窗附近曬太陽。

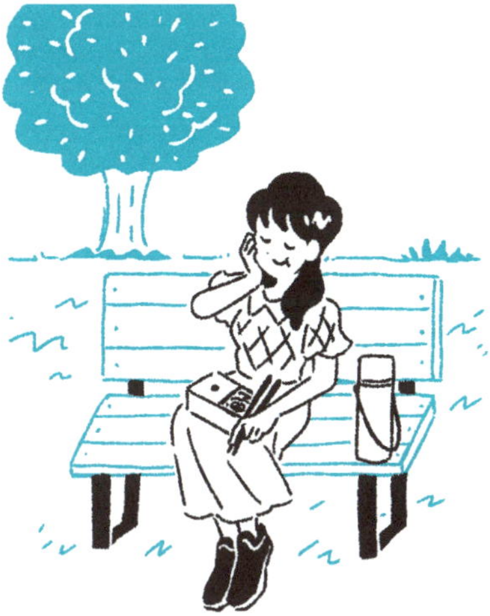

在公園吃午餐，
靠近日照的樹蔭也能充分享受陽光。

白天充分曬太陽，晚上會更好入睡

白天太陽曬越久，晚上就睡得越熟。

根據美國伊利諾伊大學的研究，所謂的「窗邊族」比完全曬不到陽光的辦公室上班族，睡眠時間平均多了46分鐘，很少會在半夜醒過來，對生活的滿意度也比較高。

當我們曬到太陽，體內的神經傳導物質血清素會增加分泌，讓人心情變好，一整天都活力充沛。而**天色變暗後，血清素會轉變成促進睡意的褪黑激素**。所以早上通勤時，不妨走在陽光下，或是搭電車時盡量靠近車窗，眺望窗外的景色。中午把便當帶到公園吃也是很棒的方法。曬太陽的時間，最好是上午到午後2點左右。

我們10歲以後，褪黑激素的分泌量會逐年減少。到了30歲，大概會降到高峰時期的三分之一，40歲之後甚至會減少到六分之一。所以平時要記得多曬太陽。

005

小睡片刻，
解決午後的精神不濟

專治

疲勞　不易入眠　恢復精神　減重　肩頸痠痛　白天嗜睡　寒性體質水腫　皮膚粗糙

POINT

午睡之後，活力會明顯提升，夜晚的睡眠品質也更好。

睡眠不足時，可以幫助恢復精神。

就算沒有睡著的感覺，也有午睡的效果。

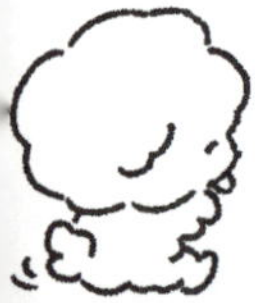

午睡的好處

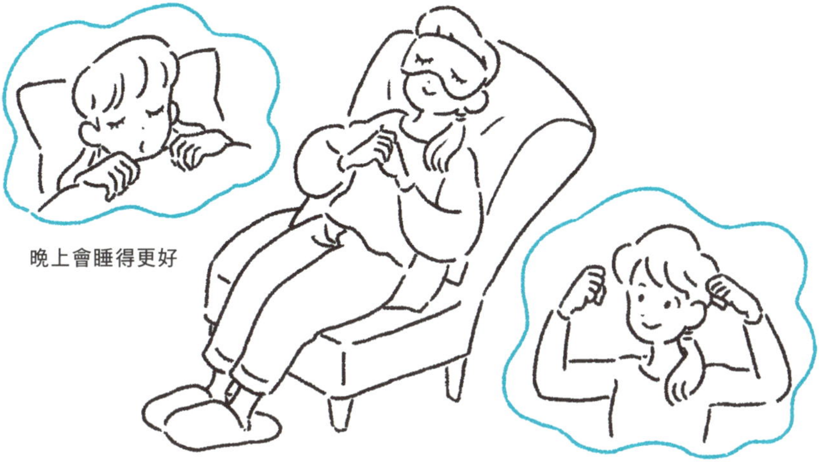

恢復精神＋夜晚熟睡！午睡的好處多多

睡午覺不僅能確保午後的活力，也能提升夜晚的睡眠品質。因為小睡片刻可以重新調整我們的身心狀態，經過放鬆修復後，自然就會提高下午的活動量。充實的活動使我們身心疲累，晚上便能睡得更熟。

也有研究報告指出，即使晚上只睡4個半小時，短暫午休小睡15分鐘，就能有效預防下午工作的昏沉低迷。

有效午睡的重點在於睡眠的長度和時間點。**必須在進入深層睡眠前就要醒過來，還有要選在不影響夜晚睡眠的時段。**

此外，**就算沒有睡著的感覺，午睡也會有效果。**大腦的睡眠深度分為三個階段，在第一階段，睡眠的自覺大約是40％，第二階段也有70～85％左右。換句話說，就算我們以為「沒睡著」，其實大部分都已經進入睡眠狀態了。

006

提升午睡品質的小妙招

專治

疲勞 | 不易入睡 | 恢復精神 | 頭痛 | 肩頸僵硬 | 白天嗜睡 | 寒性體質水腫 | 皮膚粗糙

POINT

14點到16點是睡意的高峰時間。

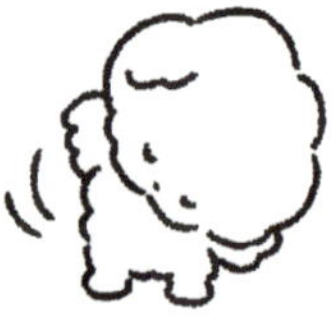

在12點到15點之間，小睡15～20分鐘最理想。

喝杯咖啡再午睡，醒來會感覺神清氣爽！

高效恢復精神的午休小技巧

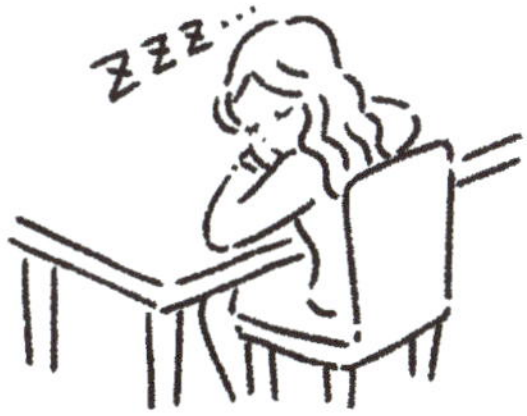

為了避免睡太久，
不要躺著睡。

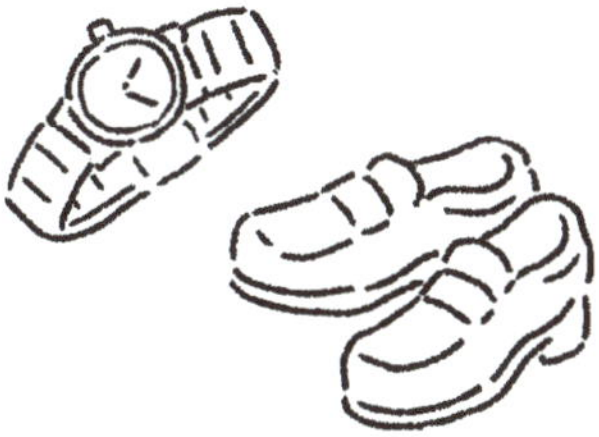

解開手表或皮帶、鞋子的束縛，
徹底放鬆。

設定鬧鐘，刻意惦記預計睡醒的時間。

午睡品質瞬間升級的黃金祕密

生理時鐘在正常情況下，大約下午2點到4點左右，我們腦袋就會逐漸有點昏沉，開始想睡覺。趁著睡意來襲，能在2點左右睡一會是最好，但這個時間對上班族來說實在不太方便，**不妨提前在午休時間小睡一下。**這樣下午就不會受睡意影響，可以專心處理工作。

中午12點到下午3點之間，通常15至20分鐘的午睡最佳。

午睡前先喝杯咖啡，醒來時整個人精神會很好。這是因為咖啡因的提神作用在入口後的20至30分鐘才會發揮功效，恰巧是午睡的最佳時間。

其他還要注意的事項，例如醒來的時間、不平躺以免睡過頭、避免壓迫腹部、用抱枕墊穩頭部、每天固定時間午睡等，都是提升午睡品質的好方法。午餐過後容易想睡覺的人，不妨試試看這些小技巧。

007

午休後伸展一下，喚醒頭腦和身體

專治

疲勞　不易入眠　恢復精神　**減重**　**肩頸痠痛**　**白天嗜睡**　寒性體質水腫　皮膚粗糙

POINT

午睡之後做一些輕度運動，讓身體清醒過來。

站立運動可以刺激交感神經。

充分運動肩胛骨，使體溫升高。

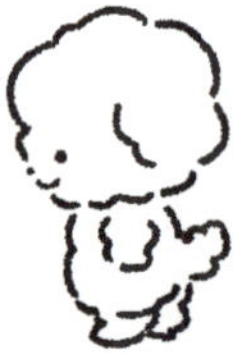

簡單的伸展運動

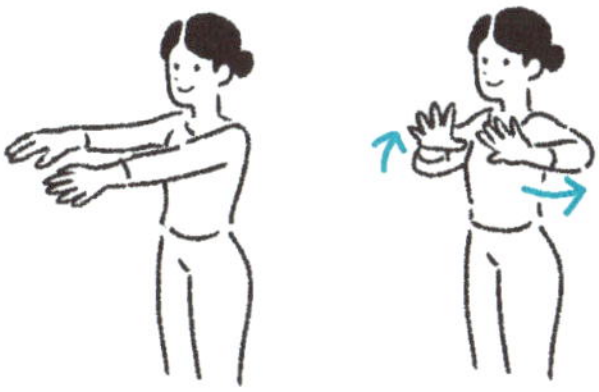

①手臂向前伸直，再彎曲手肘收回，
前後運動（10次）

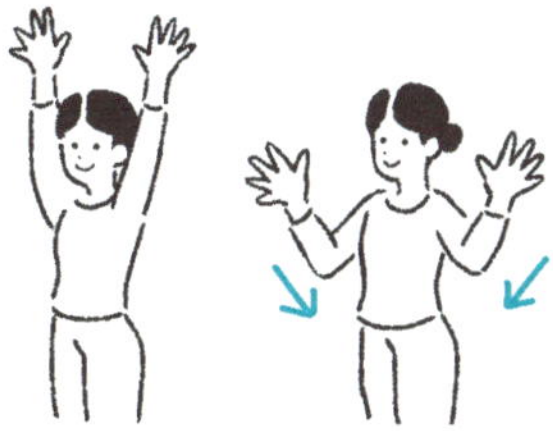

②手臂向上伸直，再彎曲手肘收回，
上下運動（10次）

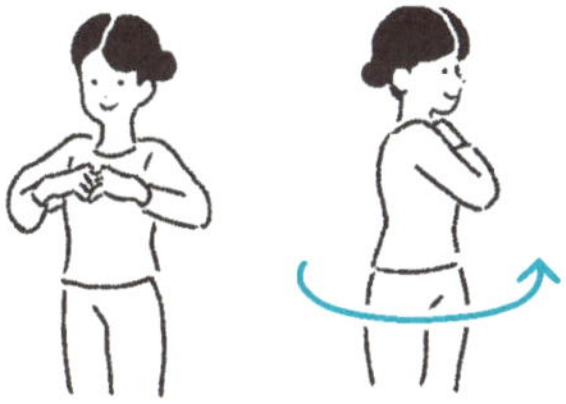

③手臂水平來到胸前，
上半身左右扭轉（10次）

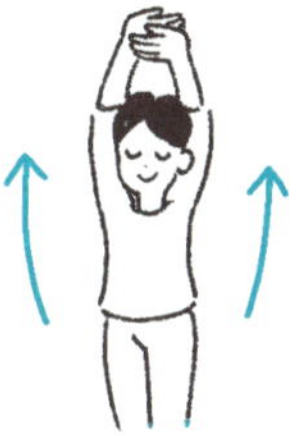

④雙手互握伸直，向上伸展（1次）

動一動就能刺激交感神經，拉高體溫

午睡過後的伸展運動可以幫助頭腦和身體更加清醒。

切換睡意最重要的是必須馬上起身。我們的身體為了對抗重力，會啟動抗重力肌（頸或背、腿、臀等）來支撐，**交感神經受到刺激，我們就會清醒過來。**

接著是**運動肩胛骨，使體溫上升。**運動肩胛骨會刺激其周邊的棕色脂肪細胞，這些是燃燒脂肪、為身體製造能量的細胞，刺激肩胛骨周邊，就等於按下燃燒開關，還能期待減重效果。

做伸展運動時，配合呼吸也是一大重點。呼氣時腹部出力，將身體切換成活動模式。

008

晚上就寢前8小時
不要打瞌睡

專治

疲勞 | **不易入眠** | 恢復精神 | 減重 | 肩頸痠痛 | 白天嗜睡 | 寒性體質 水腫 | 皮膚粗糙

POINT

白天清醒的時間越長，
夜晚睡意越濃。

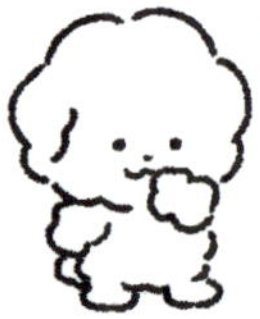

下班回家
在電車上打瞌睡
會影響晚上的入眠。

如果晚餐後昏昏欲睡，
可以站起來
運動或打掃家裡。

吃完晚餐，感到昏昏欲睡的時候

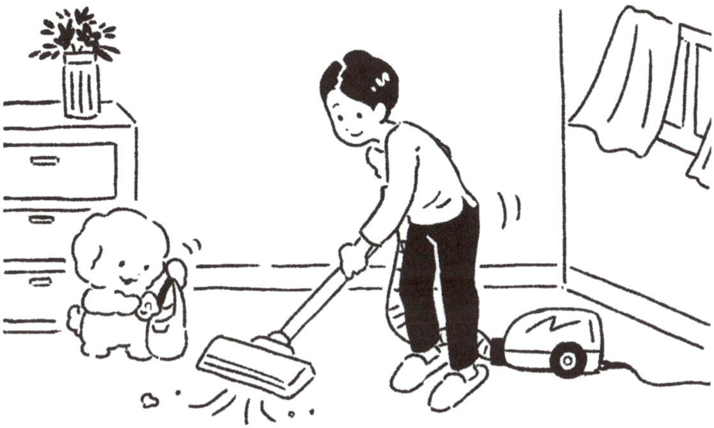

晚上吃飽後，想睡覺的話可以站起來活動身體，做些家事。

補眠太多會破壞夜晚的睡眠品質

下班搭電車回家時，如果途中小睡一下，身體的疲勞會稍微減輕，但也會影響晚上的睡眠，可能到了睡覺時間反而睡不著。

為了優質的睡眠，就寢前8小時保持清醒是很重要的。還有，即使是中午，但若午休時間過長，疲勞感大幅減少，也會弱化晚上的睡意。

尤其要注意晚餐過後不能打瞌睡。**想睡覺就站起來運動或打掃，也可以早點去洗澡。**

睡意與疲勞是成正比的，所以清醒的時間越長，表示越疲勞，睡意就越濃。相反地，睡意最薄弱的時間，是在充分睡飽之後。而藉著簡單運動讓自己更疲勞，睡意也會更強，於是人一躺進被窩馬上就能睡著了。

午睡控制在20分鐘以內，下午充分運用頭腦和身體，累積相當程度的疲勞，就寢時間一到就會超有睡意。

009

利用零碎時間運動，晚上可以睡個好覺

專治

疲勞｜不易入眠｜恢復精神｜減重｜肩頸痠痛｜白天嗜睡｜寒性體質水腫｜皮膚粗糙

POINT

白天運動可以提升睡眠品質。

充分使用大腦，累積體內睡眠物質，有助於夜間熟睡。

通勤或上學時，盡量爬樓梯增加運動量。

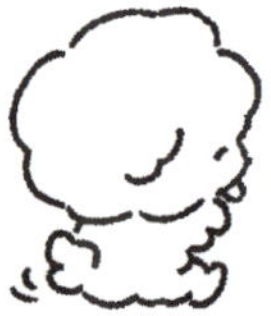

利用零碎時間運動

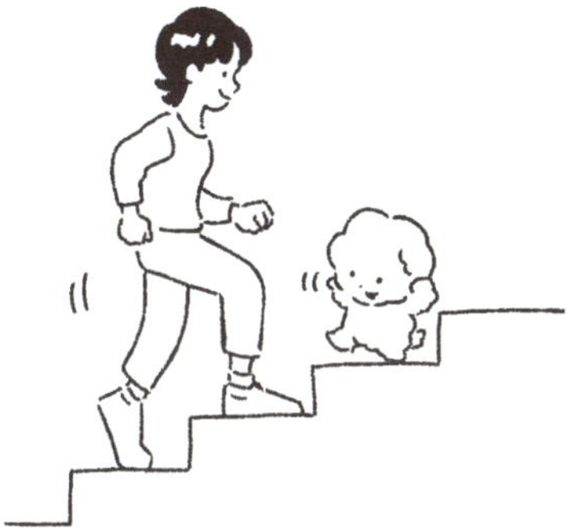

盡量爬樓梯

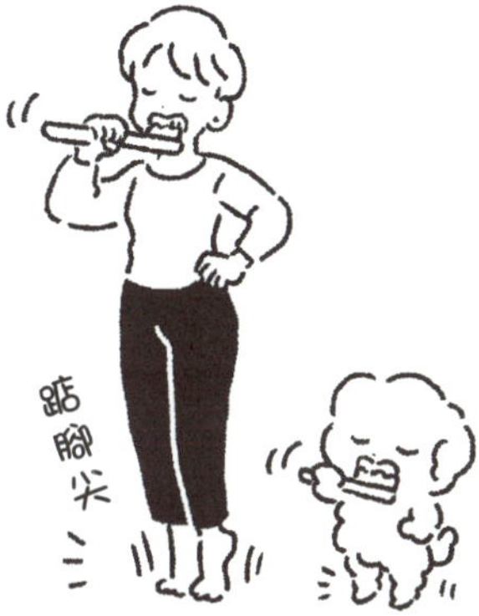

刷牙時踮腳

白天充分使用大腦和身體，儲備睡眠物質！

白天盡情活動，晚上就能睡個好覺，這是因為**早上起床後，隨著活動時間增加，大腦會持續累積睡意的原料「睡眠物質」**。人的身體有一種機制是「當睡眠物質超過一定程度，就會產生睡意急速來襲的感覺」。

睡眠物質是藉著大腦運作而累積，所以我們白天盡量要讓自己多活動，像是運動、與人交流、專注工作或讀書等。**現代人尤其容易缺乏對大腦運動皮層的刺激，在戶外做一些輕度運動，雖然疲勞卻讓人身心舒暢，到了晚上自然就會有睡意。**

平時在車站或是購物中心，雖然有手扶梯，也盡量使用樓梯。在公司如果只有一兩層樓，就爬個樓梯，增加運動量。另外，等待交通號誌，或是搭電車時、刷牙時，可以順便踮踮腳尖，也是很好的運動。

010

留意燈光變化，
傍晚後降低照明的亮度

專治

不易入眠

POINT

傍晚之後
將房間的燈光
調成暖色系。

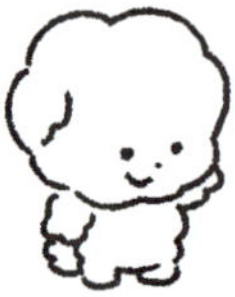

如果更衣室有開燈，
洗澡時就可以關掉浴室燈，
營造放鬆感。

就寢前2小時，
將房間的燈光
調成晚餐時段的一半亮度。

為了幫助入眠，適度調整燈光亮度

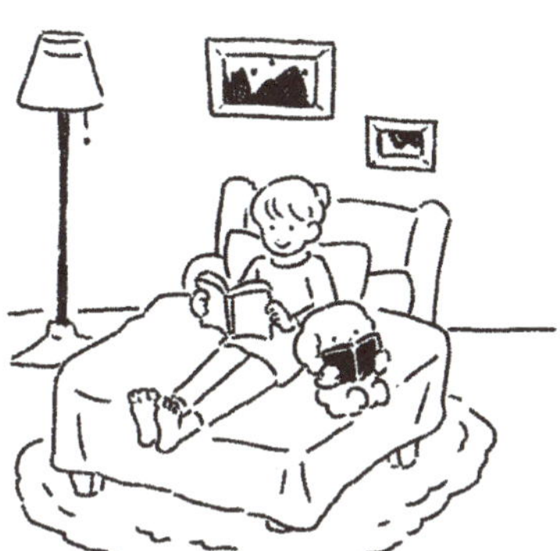

就寢前將燈光調暗

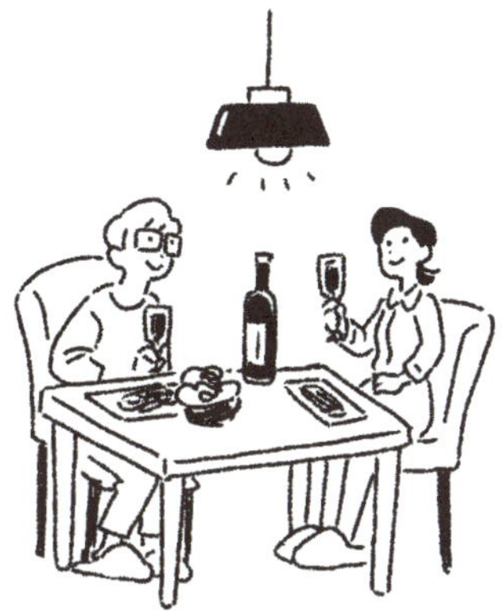

傍晚後最好是暖色系照明

越接近睡眠時間，燈光的亮度要越低！

每到傍晚，太陽變成橘色，我們看著夕陽，心中自然會產生「該結束工作，要下班回家了」的念頭。

因此，**傍晚時，可以將房間燈光切換成像夕陽一樣的橘黃色（暖色）。**就寢前2小時還可以再次調暗燈光，調降成晚餐時間的一半亮度。大約30勒克斯偏暗的燈光，能促進睡眠荷爾蒙褪黑激素的分泌。

褪黑激素會使我們的體溫、血壓、脈搏降低，身心放鬆，更容易入睡。褪黑激素大約在我們起床後15～16小時開始分泌，眼睛接收的光線越少，就會分泌越多。**洗澡時，如果更衣室開著燈，浴室不用開燈也可以。**

晚上想要順利入睡，大家可以試試利用LED燈，在日夜的燈光顏色做些變化。

011

週末早晨的起床時間是
平日起床時間+1小時

專治

疲勞　不易入眠　恢復精神　減重　肩頸痠痛　白天嗜睡　寒性體質水腫　皮膚粗糙

POINT

週末睡晚一點，彌補平時的睡眠不足。

重設生理時鐘後可以睡回籠覺，重點是要先起床一次。

早晨貪睡的週末，晚上睡不好也不用焦慮。

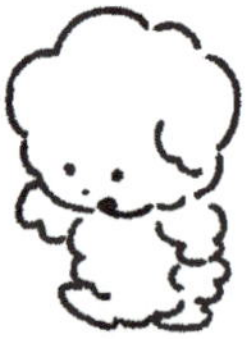

週到週末就大睡特睡是NG行為

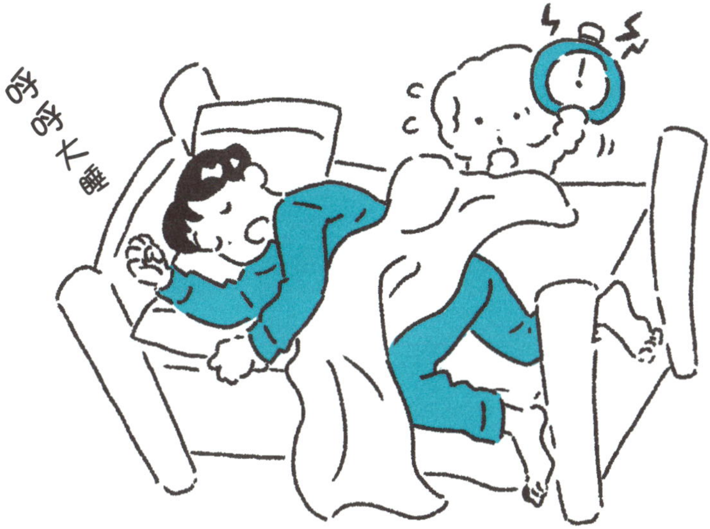

週末貪睡沒關係，但是只能比平日晚1小時起床！

週末明明有睡飽，卻還是很疲勞……這是因為晝夜節律紊亂，造成類似時差的狀態。

要補回平時的睡眠不足，我們應該早睡晚起。重點是就寢與起床的中央時間（入眠時間與睡醒時間的中間）必須維持固定。

舉例來說，平日晚上12點睡覺、6點起床的人，週末要調整為晚上11點就寢、7點起床，兩組睡眠的中央時間都維持在凌晨3點。**這樣就能多睡2個小時，而且對生理時鐘的影響最低。**

起床後曬個太陽吃早餐，如果還有點睏，再睡回籠覺。不過，**最晚要在「平時的起床時間＋1小時」之內醒來。**

晚上的睡意取決於起床時間。醒來後的15～16小時褪黑激素會開始分泌，令人產生睡意。**如果週末晚起了，晚上不必太著急，想睡再睡就好。星期一再提早就寢，調整生理時鐘。**

012

泡個熱水澡，調回被貪睡打亂的生理時鐘

專治

疲勞｜**不易入眠**｜**恢復精神**｜減重｜肩頸痠痛｜白天嗜睡｜**寒性體質 水腫**｜皮膚粗糙

POINT

貪睡賴床會讓生理時鐘變慢。

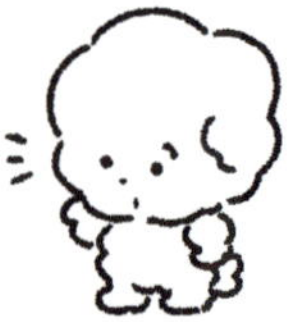

早晨的熱水澡能有效重設生理時鐘。

40度的熱水澡能使體溫逐漸升高，大約泡5～7分鐘即可。

貪睡後可以泡個熱水澡

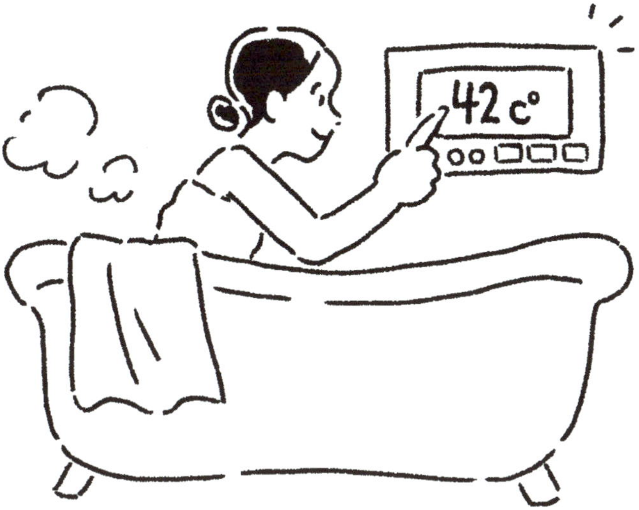

泡40度左右的熱水澡使體溫升高

睡太晚讓生理時鐘慢半拍？泡個熱水澡就能解決

對付貪睡賴床的日子，泡熱水澡是個好方法，**加快生理時鐘運行，迅速重設因貪睡而變慢的晝夜節律。**

先在窗邊待1分鐘，一邊運動或深呼吸，曬曬太陽，再去泡澡。

一開始如果水溫太高，可能會增加心臟的負擔，先設定40度，再慢慢加溫到42～43度。泡太久會很累，差不多5～7分鐘就可以了。

如果不小心睡到中午，就出門走走，做做日光浴。充分曬太陽，有助於促進夜間褪黑激素的分泌。泡完澡吃個飯，可以到公園散步，或在長椅上看書，盡量在戶外待1～2小時，最好待到下午2點左右。

即使不是直接曬太陽，待在接近陽光的陰影處，光線也夠充足。**撐陽傘或戴帽子，臉部做好防曬，輕鬆走一走也很好。**

013

有效克服熬夜疲勞的方法

專治

疲勞 | 不易入眠 | 恢復精神 | 減重 | 肩頸痠痛 | 白天嗜睡 | 寒性體質水腫 | 皮膚粗糙

POINT

熬夜時如果想睡覺，可以小睡90分鐘，提升效率。

喝咖啡提神其實是反效果。

如果又想睡，再短暫假寐15分鐘。

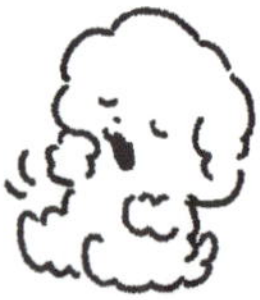

熬夜工作的小睡重點

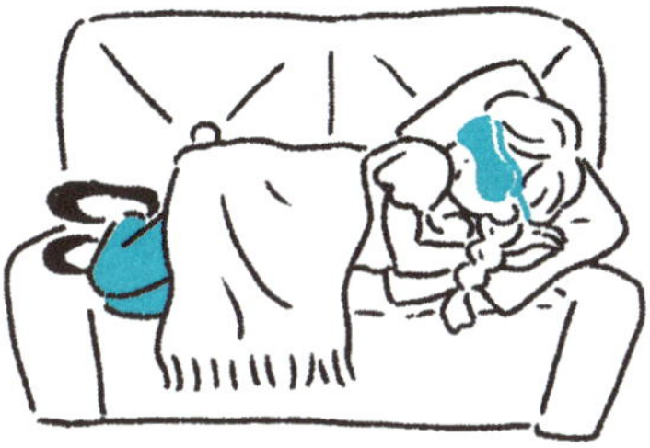

有睡意就小睡90分鐘

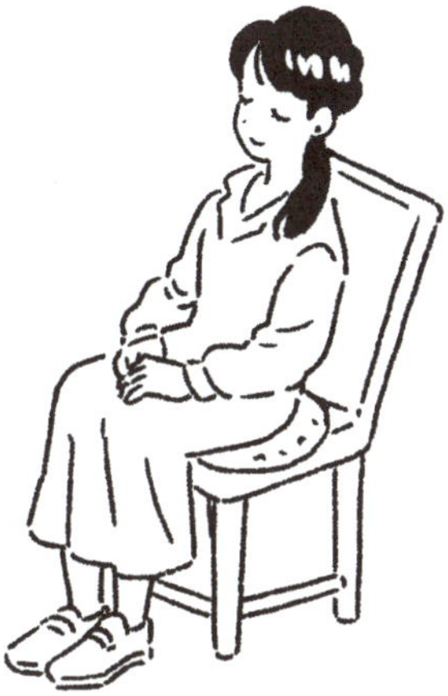

如果還想睡，
再短暫閉目養神15分鐘。

為了提升熬夜工作的效率，90分鐘的小睡比攝取咖啡因更好

當我們決定要熬夜時，先小睡一下，讓大腦從疲勞恢復過來。

越是不眠不休，工作表現越差。就算很想繼續努力，起床後過了18小時，人的狀態就會像血液酒精濃度0.05％一樣，開始效率低落。假設早上6點起床，一直撐到深夜12點，大腦幾乎是微醺狀態，等同喝下一杯日本酒……所以，**若熬夜工作時睡意來襲，不妨先小睡90分鐘吧。**

要是環境太舒服，會讓人不想醒來，所以躺在沙發或是瑜伽墊，燈光保持明亮，用手帕或是眼罩稍微減弱亮度就好。小睡醒來後，可以出去吹吹涼風，伸展背部，讓睡意退散。**之後如果還是有點睏，可以再短暫小睡15分鐘。**

強忍睡意、喝咖啡提神反而是反效果。**適度的假寐，才是熬夜做事有效率的祕訣。**

014

國外旅行回來後，快速調整時差的方法

專治

疲勞　不易入眠　恢復精神　減重　肩頸痠痛　白天嗜睡　慢性體寒水腫　皮膚粗糙

POINT

空腹16小時後，一口氣吃飽就能解除時差。

搭飛機時短暫的睡眠也會有效果。

使用預防時差的手機應用程式。

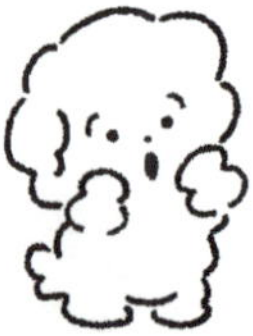

搭飛機時預防時差的方法

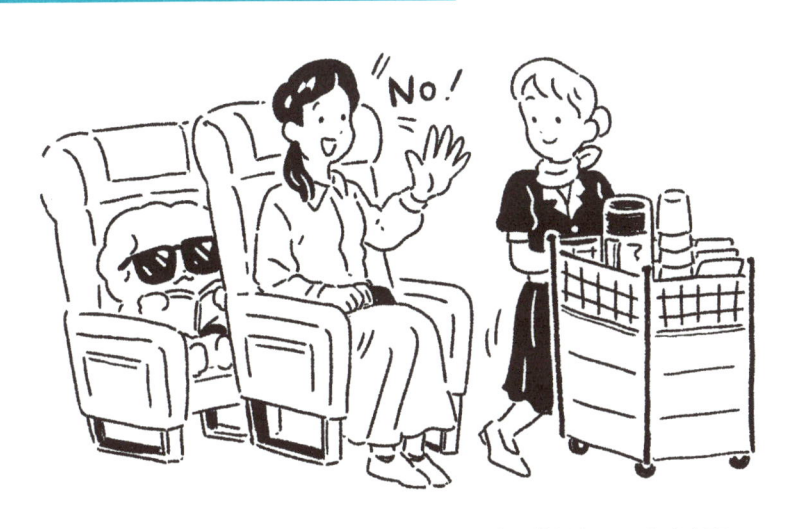

在機上不用餐點，延長空腹時間，或是把睡眠時間控制在1～2小時之間。

搭飛機不吃東西！能有效重設生理時鐘的時差

避免時差的祕訣在於飲食、光線，以及在飛機上的睡眠。根據哈佛大學的研究，空腹16小時後吃早餐，可以立即調回時差。早餐前的空腹時間越長，我們身體調整生理時鐘的效果越好，正是利用這樣的機制。**受不了空腹的人，搭飛機時就盡可能不要睡覺。**睡眠安排在航程的前半段，1～2小時左右就好。**最重要的是，在目的地時間入夜之前，好好儲備睡意。**

另外，還可以利用預防時差的手機應用程式「Timeshifter」，效果也很好。依據平時的就寢時間，或是睡眠時型、飛航行程等睡眠習慣回答問題，就可以知道何時應該曬太陽、如何攝取咖啡因、如何安排睡眠等。頂尖運動員及太空人也很多人使用這個應用程式，雖然是收費程式，但可以幫助我們在旅行期間做更有意義的時間管理。

PART

2

確保你的
最佳睡眠時間

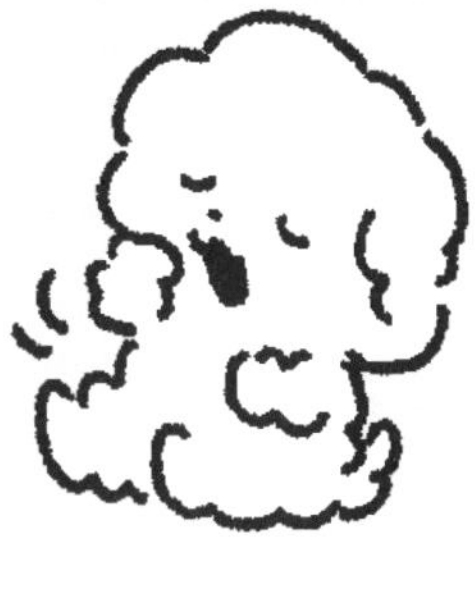

015

如何找到自己的 理想睡眠時數

專治

疲勞｜不易入眠｜恢復精神｜減重｜肩頸痠痛｜白天嗜睡｜皮膚粗糙

POINT

每個人需要的睡眠時間都不一樣。

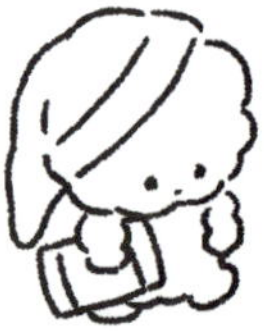

7～8小時是一般上班族必要的睡眠時間。

每個禮拜增加30分鐘睡眠，找出自己的最佳時數。

每次延長睡眠時間30分鐘，並記錄下來

躺在床上的時間	入眠所需的時間	中途醒來的時間	實質睡眠的時間	睡眠效率	全天身體概況
7小時	15分鐘	5分鐘	約6.66小時	95%	○
7.5小時	30分鐘	15分鐘	6.75小時	90%	◎
8小時	60分鐘	30分鐘	6.5小時	81%	△

※睡眠效率＝（睡眠時間÷躺在床上的時間）×100（%）

以上是作者研究必要睡眠時間的例子。
時間只要大約就可以了。一週七天的就寢時間和起床時間都要保持相同。

慢慢延長睡眠，找到最適合自己的時數！

全世界的研究都發現7～8小時是健康風險最低的睡眠時間。必要睡眠時間雖因人而異，7～8小時還是占大多數。也有人超出這個範圍，但畢竟不多。

自我實驗看看，每週延長30分鐘睡眠，便能知道自己的最佳睡眠時數。平時睡6小時的人，第一週延長至6.5小時，觀察自己的身體狀況與前一週有什麼不同。如果睡6.5小時，身體感覺變好，隔週再延長至7小時。

執行一段時間下來，就會開始有睡不好、白天不舒服的情況，如果睡8.5小時比8小時狀態不好，就表示8小時是最佳睡眠時數。

嘗試這個方法時，**一整週每天的就寢時間和起床時間都要大致相同才行。**了解自己的最佳睡眠時數，在作息不定、睡眠紊亂的時候，才能做有效的調整。

016

1分鐘就入睡
是睡眠不足的徵兆

專治

疲勞　不易入眠　恢復精神　減重　肩頸痠痛　白天嗜睡　寒性體質水腫　皮膚粗糙

POINT

躺下去馬上睡著
可能是
睡眠不足症候群。

正常的入眠
一般需要
10～20分鐘。

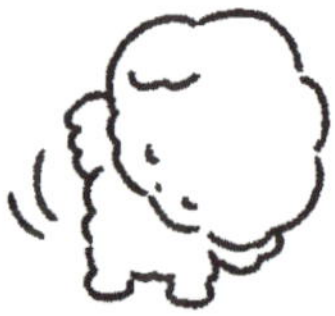

只要增加睡眠時間，
就能減輕
身體的不適。

睡著需要多長時間？

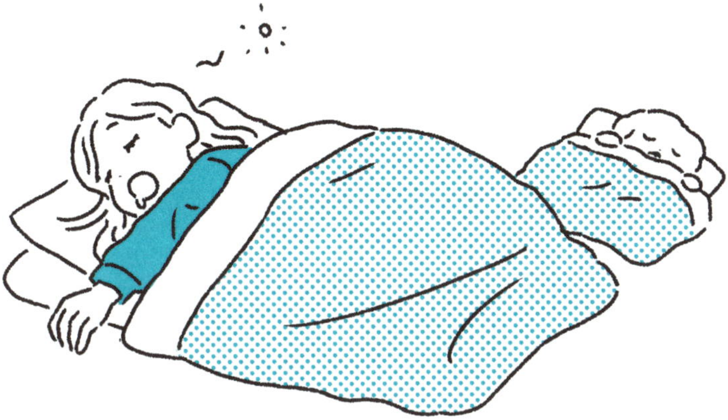

躺下去就睡死的人可能是睡眠不足

一進被窩就睡著，反而不是優質睡眠！

有些人可以躺進被窩1分鐘內就睡著，隔天醒來精神飽滿，**不過根據現在的睡眠障礙檢查標準，8分鐘內就入睡算是病理性嗜睡。**健康的人一般都是10～20分鐘才入睡。

躺下去馬上睡著，卻總是有擺脫不掉的疲勞感，稱為「睡眠不足症候群」，人數大約占總人口的1成左右。如果你在假日的睡眠時間比平常多2小時以上，很可能就是睡眠不足症候群。**疲勞的原因不是工作忙碌，而是睡眠時間被削減的關係。**

如果長期睡眠不足，心裡會越來越不安，也會貶低自我。這將導致工作的生產力低落，浪費更多時間，也更加影響睡眠，陷入惡性循環。

最近工作失誤很多、身體總是不舒服、與周遭的人常發生衝突……如果你有上述情況，先好好睡一覺吧。

017

清醒的時間≠有效率的活動時間

專治

疲勞　不易入眠　恢復精神　減重　肩頸痠痛　白天嗜睡　寒性體質水腫　皮膚粗糙

POINT

勉強犧牲睡眠時間，會影響工作表現。

重要的是「實質」活動時間。

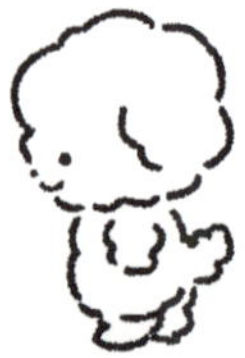

睡足最佳睡眠時數才能增加實質活動時間。

有效率的活動時間才是決定工作表現的關鍵

睡眠時間	活動時間	工作表現	實質活動時間
7小時（假設最佳）	17小時	100%	17小時
6小時	18小時	90%	16.2小時（18小時×90%）
	18小時	80%	14.4小時（18小時×80%）
5小時	19小時	60%	11.4小時（19小時×60%）

晚上睡飽飽，可以運用的時間反而更多

下班回家後，上網聊天、逛網拍、看電影、打遊戲等，想做的事太多太多。為了有更多自己的時間，你是不是犧牲了睡眠？

當然，**睡眠時間變短，可以活動的時間就變長**，所以大家都在犧牲睡眠，**但另一方面，工作表現也因此越來越差。**

舉例來說，最佳睡眠時間7小時的人，若睡滿7小時，工作表現可達100%，他的實質活動時間就是17小時。

同一個人如果只睡6小時，工作表現變成80%，他的實質活動時間便會降到14.4小時。即使工作表現有90%，也減少成16.2小時。要睡滿7小時，實質活動時間才能有17小時。換句話說，**減少睡眠時間，實質活動時間也不會增加。**

想要確保活動時間有最佳表現，我們一定要先有充足的睡眠時間才行。

018

報復性熬夜 是疲勞的根源

專治

疲勞 | 不易入眠 | 恢復精神 | 減重 | 肩頸痠痛 | 白天嗜睡 | 寒性體質水腫 | 皮膚粗糙

POINT

週末熬夜
反而讓身體
更疲勞。

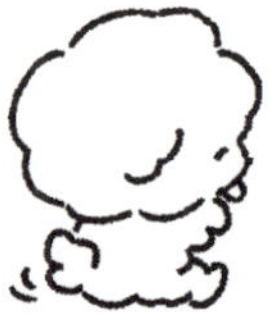

睡覺遠離手機，
就能提升
自我肯定感。

日子要過得滿意，就必須
睡得足夠！
7~8小時最理想。

總是不知不覺的「報復性熬夜」

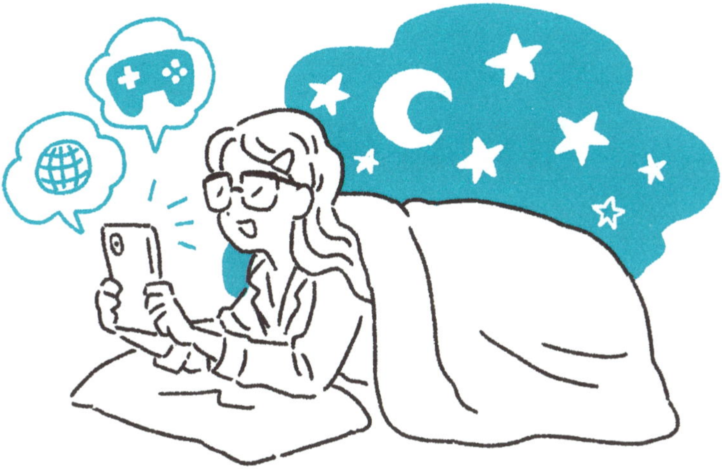

充足的睡眠，就是送給自己最棒的正能量！

「報復性熬夜」是因為對白天的生活沒有充實感或滿足感，才會犧牲睡眠，想要做點什麼來獲得滿足的行為。躺在床上滑手機、打遊戲、看電影等等，不知不覺就越來越晚睡……相信一定有人看到這裡會心虛了一下。

我也是過來人，所以非常了解大家的心情。以前我一天只睡6小時，每天醒來都覺得很累，工作生產力低迷，生活也完全沒有滿足感。為了打破惡性循環，**我不再帶手機上床，每天定鬧鐘準時起床，光是這樣的改變，我就感覺越來越能肯定自己了。**

報復性熬夜只能帶來瞬間的快樂，生活卻要付出莫大的代價。要杜絕報復性熬夜，關鍵在於靠自己的意志劃清活動與休息的界線。**先試著睡滿7～8小時，持續一星期，你應該就會明顯感覺到人放鬆了，身體也變好了。**

019

用鬧鐘來管理
沐浴和就寢時間

專治

疲勞 | 不易入眠 | 恢復精神 | 減重 | 肩頸痠痛 | 白天嗜睡 | 寒性體質水腫 | 皮膚粗糙

POINT

事先用鬧鐘設定沐浴和就寢時間。

睡覺時不帶手機上床。

晚上沒做完的事，隔天早起再做。

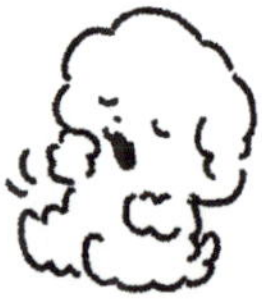

用鬧鐘防止睡覺拖拖拉拉

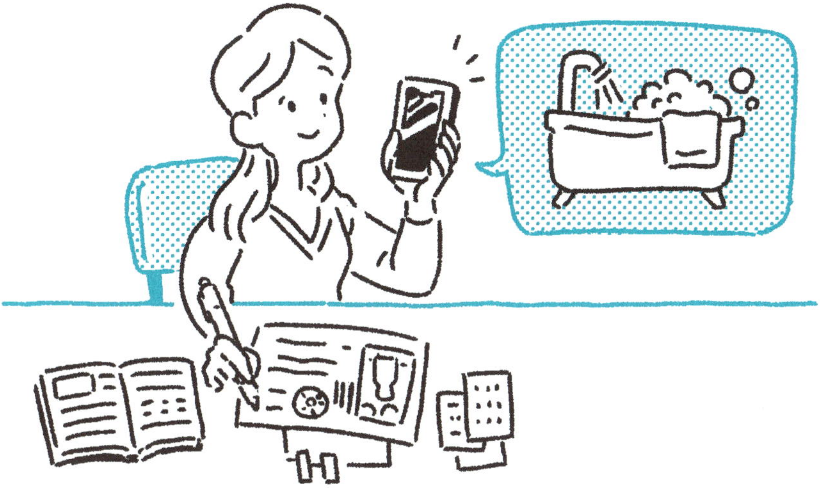

設定鬧鐘提醒自己洗澡時間，比較容易暫停手邊的工作。

設定鬧鐘有助於順利準備就寢！

一般鬧鐘是用來叫我們起床，但也可以利用鬧鐘提醒睡覺時間，也就是「睡覺鬧鐘」。尤其對經常因故晚睡的人，特別有效。

甚至，**沐浴時間也可以設定鬧鐘來提醒。**鬧鐘一響，就放下手邊的所有事，先去洗澡。

有時候我們心裡會掛念還有事情沒做完，**但其實隔天早一點起床，再去完成剩下的工作，效率更好。**有明確的截止日期時，思緒也會比較快速清晰。

還有，在床上就不要再看手機了。特地提早上床就寢，看一下社群媒體或影片，睡眠時間就又變少了，連帶睡眠品質也會降低，努力早睡變成白忙一場。**切記，與睡眠無關的東西一律不要帶上床。**

020

如果總是睡到一半要起來上廁所，怎麼辦？

專治

疲勞 | 不易入眠 | 恢復精神 | 減重 | 肩頸僵硬 | **白天嗜睡** | **寒性體質水腫** | 皮膚粗糙

POINT

熱敷腹部可以防止夜尿。

沐浴後可以喝水，就寢前只需要保持口部濕潤即可。

半夜上廁所盡可能不要開燈，以降低刺激。

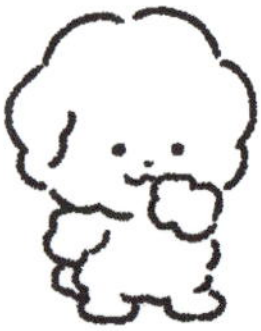

預防半夜上廁所的方法

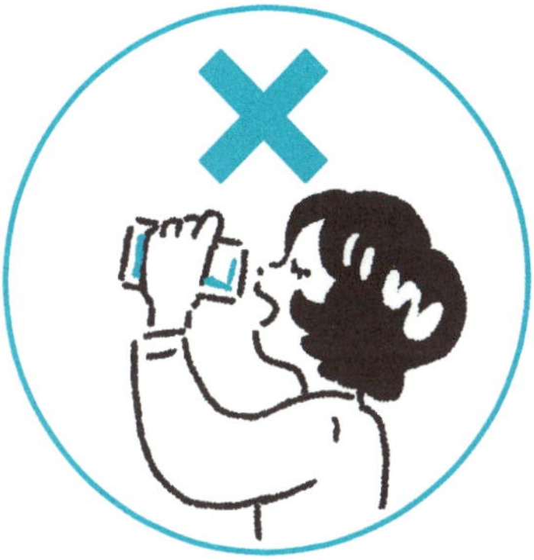

睡前不要喝太多水

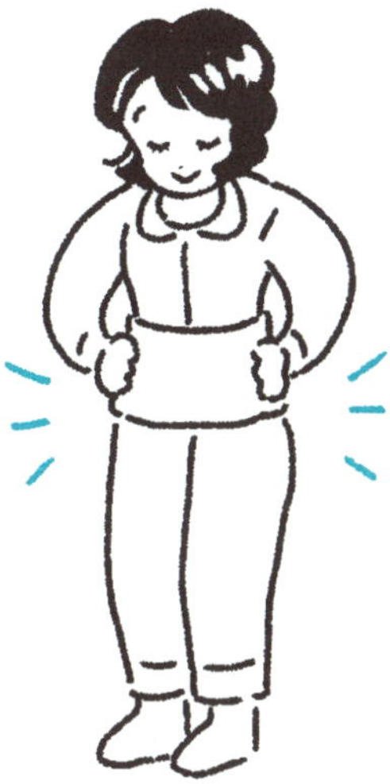

腹部保暖

熱敷腹部可以減少半夜上廁所的次數

半夜起來上廁所，睡眠中斷，熟睡感當然也會降低。**上廁所的次數越多，再次入睡要花的時間也會越長，最後就變成睡眠不足了。**

首先養成習慣，睡前先上廁所，也可以**嘗試穿肚圍睡覺，並要記得睡前不能喝太多水。**

肚子受寒，膀胱的肌肉僵硬，可儲存的尿量就會變少。結果就是半夜頻頻想上廁所而醒過來，中斷睡眠。

睡前喝一杯水就算太多了，**沐浴後的確要補充水分，但就寢前只需要口腔濕潤就可以了。**

如果這些都做到，卻還是會起來上廁所，那就**不要點亮通道或廁所的燈，減少光的刺激**，以免阻礙再次入睡。

021

利用Pokémon Sleep
培養早睡習慣

專治

疲勞 不易入睡 恢復精神 減重 肩頸痠痛 **白天嗜睡** 寒性體質水腫 皮膚粗糙

POINT

為了寶可夢，提高早睡動機。

數據顯示，持續玩3個月可增加睡眠時間70分鐘！

基本遊戲免費。

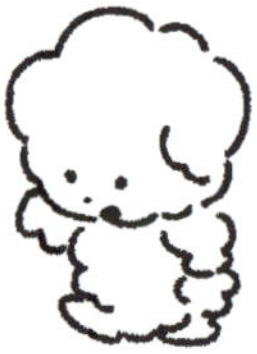

利用應用程式分析睡眠數據

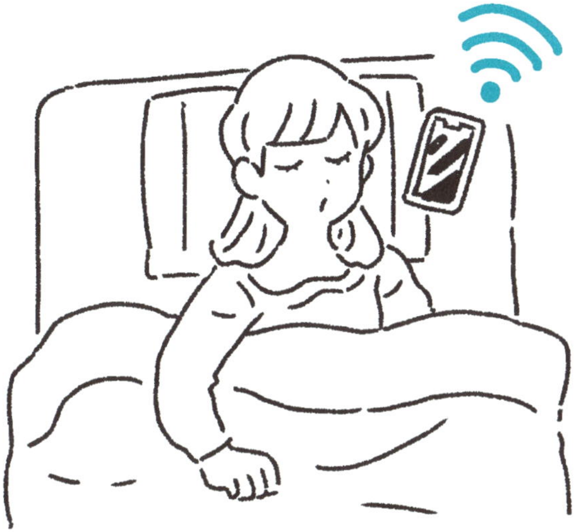

為了寶可夢，養成早睡習慣！

「Pokémon Sleep」是一款為智慧手機世代開發的睡眠遊戲。將手機放在床邊，可以觀測、記錄、分析睡眠數據，根據分數收集各種寶可夢的睡姿圖案。除了睡眠時間，還可以掌握睡眠深度、晝夜節律、鼾聲或說夢話等睡眠狀態。

只要睡眠長度、就寢時間和起床的規律都符合通關條件，就能獲得高分，促進使用者想要好好睡飽的動機。

如果睡眠不足，寶可夢們的臉就會變得憔悴消瘦，提醒我們「要早點睡覺」。

經過統計分析，發現持續使用1個月的玩家睡眠時間增加了30分鐘，使用3個月以上的玩家大約會多睡1小時10分鐘。此外，使用3個月以上的人，其中83%的玩家會期待早晨睡醒的感覺。戒不掉在床上滑手機習慣的人，不妨試試這個遊戲。

022

下載習慣養成的應用程式「大家來挑戰」

專治

疲勞 | 不易入眠 | 恢復精神 | 減重 | 肩頸痠痛 | 白天嗜睡 | 寒性體質水腫 | 皮膚粗糙

POINT

5個相同目標的人一起組隊培養優質睡眠。

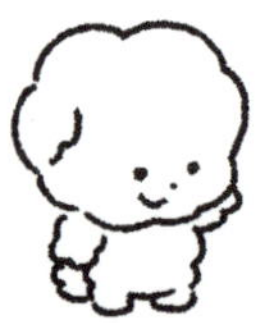

當別人也看得到，小壓力會變成大動力。

「晚上11點前睡覺」或「晚上10點前洗澡」等，主題可以自由選擇。

不是孤軍奮鬥，才有持之以恆的動力

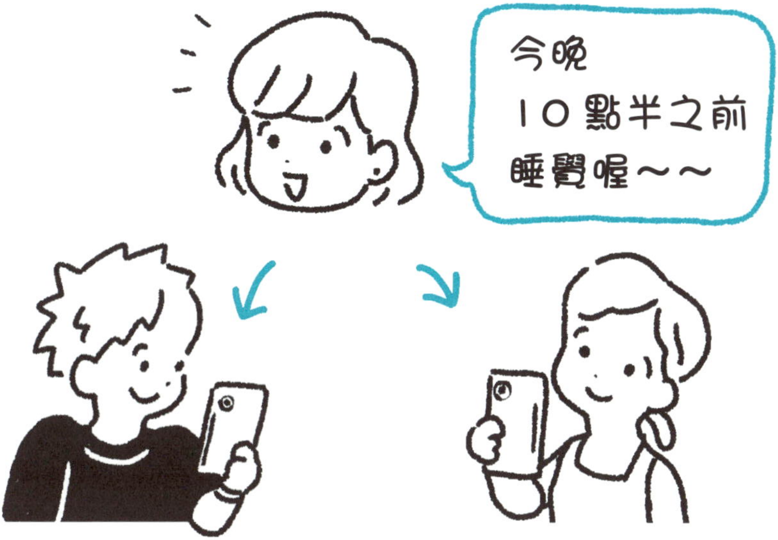

同伴互相鼓勵，養成優質睡眠的習慣

這裡要推薦的是**可以有效預防三分鐘熱度的應用程式「大家來挑戰」**（みんチャレ），**內有運動、減重、讀書、戒酒、戒菸等各種主題的團隊。**一組最多5名成員，大家在聊天室相互勉勵，根據主題培養習慣。

「今天開始要早睡！」許多人一開始都信誓旦旦，但不知不覺又故態復萌。利用這個應用程式，就可以防止前功盡棄。由於每天都要向成員報告進度，想到「大家都在看，我不能放棄」，適度的壓力能為我們的行動推一把。

除了「準時睡覺」的睡眠團隊，也很推薦洗澡團隊。我自己就參加了「晚上10點前要洗澡」，還有「戒零食」、「30分鐘健走」等團隊。

付費方式有兩種，月費5百日圓和年費4千7百日圓，大家可以先利用7天的免費體驗試試看。

PART

3

輕鬆喚醒大腦與身體

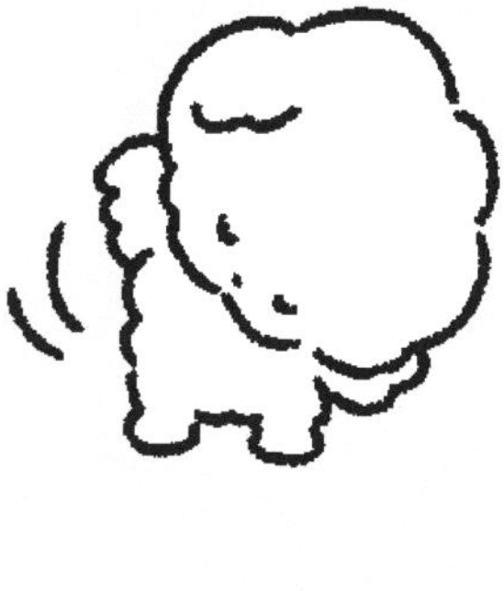

023

拉一拉耳朵
趕走睡意

專治

疲勞　不易入眠　恢復精神　減重　肩頸痠痛　白天嗜睡　寒性體質水腫　皮膚粗糙

POINT

刺激耳朵穴道就能趕走睡意。

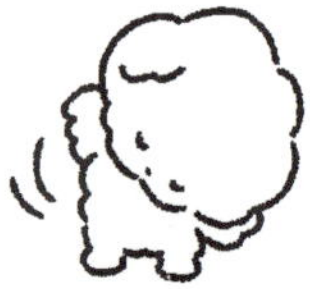

輕輕拉伸耳垂，或是揉捏耳朵都可以。

耳朵僵硬是疲勞累積的徵兆。

趕走睡意的耳朵伸展操

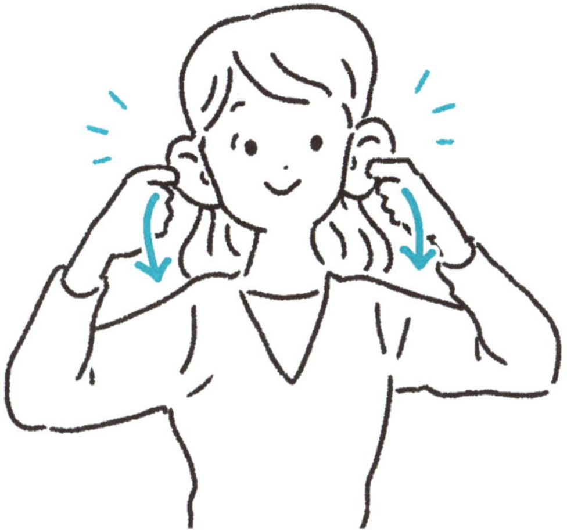

拉著耳垂向下伸展，維持3秒鐘，然後瞬間鬆開。重複4～5次。

懶洋洋時捏捏耳朵，瞬間提振心情和精神！

早上起不來，整天都昏昏欲睡……這時候不妨拉拉耳朵。

針灸刺激耳部穴道的療法自古就有。耳朵有上百個穴道，其中對頭部有療效的是耳垂部位。伸展耳垂可以刺激大腦，讓人清醒過來。

方法很簡單，雙手分別輕捏耳垂，稍微施力向下伸展。揉捏整個外耳、左右上下擺動，可以促進全身血液循環。耳朵構造很薄，容易傳導刺激，簡單的按摩就可以讓身體暖和起來。因此，**「揉捏」、「擺動」、「拉伸」這些動作都能使體溫上升，幫助身體切換成活動模式。**

還有，耳朵僵硬是疲勞累積的徵兆。常按摩耳朵可以改善頭痛、肩頸酸痛、寒性體質和眼睛疲勞等。養成習慣，每天有空就捏捏耳朵吧。

024

睡覺時
把鬧鐘放在遠處

專治

疲勞 | 不易入眠 | 恢復精神 | 減重 | 肩頸痠痛 | **白天嗜睡** | 寒性體質 水腫 | 皮膚粗糙

POINT

鬧鐘要放在離床遠一點的地方。

用手機設定鬧鐘，藍光效果可以幫助清醒。

比起貪睡功能，下床走幾步更容易清醒。

盡可能把設好鬧鐘的手機放在遠處

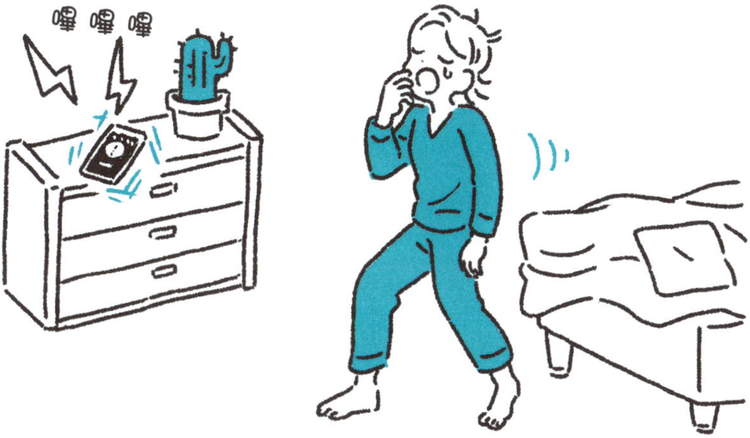

不要使用貪睡功能，而是把鬧鐘放遠一點！

鬧鐘響一次還醒不來的人，應該**將鬧鐘放在離床鋪遠一點的地方。**「將鬧鐘放在遠處」這個方法雖然看似簡單，卻很有效。

因為我們必須從床上起身，身上大塊的抗重力肌要發力，進而刺激交感神經。下床走動，是大腦的運動皮質區接收到刺激，對身體發出的運動指令，所以大腦也會開始運作。此時，再拉開窗簾讓陽光照進房間，睡意會減少更多。

我覺得手機的鬧鈴比鬧鐘更方便。因為眼睛接受到藍光後，大腦就會開始清醒。在窗邊查看電子郵件，掌管思考的大腦前額葉也會活躍起來。指尖的動作進一步刺激運動皮質區，這時你應該已經不想再回床上了。

切記，不要使用手機的貪睡功能。淺睡反而會讓身體更疲勞，影響效率。

025

充分吸飽氣，將身體轉變成清醒模式

專治

疲勞 | 不易入眠 | **恢復精神** | 減重 | 肩頸痠痛 | **白天嗜睡** | 寒性體質水腫 | 皮膚粗糙

POINT

專注吸氣時，交感神經活躍，人就容易清醒。

吸氣時，感受肋骨打開。

專注吐氣時，副交感神經活躍，人就容易放鬆。

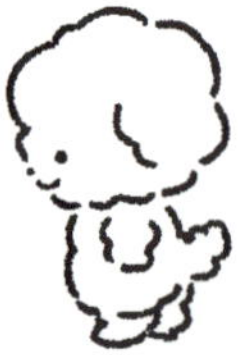

適合起床後馬上實行的呼吸法

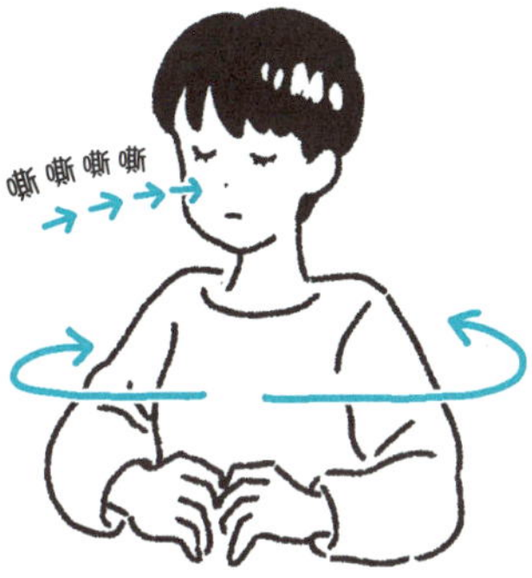

① 感受肋骨打開，
從鼻子短促地吸氣4次。

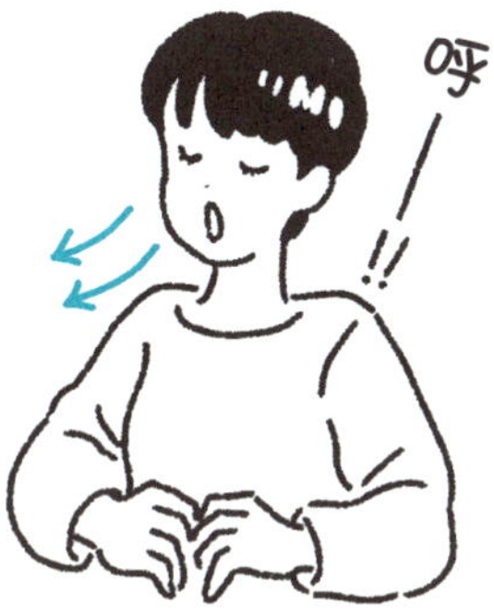

② 腹部用力，
用力從嘴巴呼氣。

起床後只要長長地吸氣，身體就能切換成活動模式！

自律神經的主要功能是自動調整我們的心跳或血壓、排汗等。在自律神經系統中，呼吸是唯一可以靠我們自己意志控制的行為。

早上起床後，要盡量吸飽氣，使空氣充滿整個胸腔。**短促地從鼻子連續吸4次，再由腹部發力，大大地從口腔將吸進的空氣呼出來。**吸氣時，感受肋骨張開的感覺，吐氣時則盡力讓腹部貼近背部。

當我們吸氣，交感神經使肌肉緊繃，呼氣則是副交感神經使肌肉鬆弛。換句話說，**在睡夢中因副交感神經活躍而放鬆的身體，要被喚醒並切換成活動模式的方法，就是吸氣。**

早晨要滿滿地吸氣，夜晚就要長長地吐氣。大家要學會適時適地控制「吐氣」和「吸氣」。

026

1分鐘神清氣爽！
瞬間清醒的穴道

專治

疲勞 | 不易入睡 | **恢復精神** | 減重 | 肩頸痠痛 | **白天嗜睡** | 寒性體質水腫 | 皮膚粗糙

POINT

眼頭的「睛明穴」有清醒效果。

手背的「合谷穴」是萬能穴位。

頭頂的「百會穴」可助清醒與入眠。

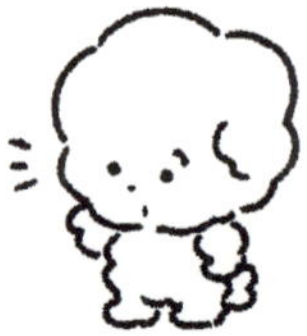

3個提振精神的穴位

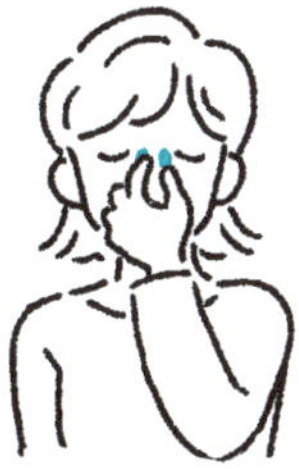

晴明　眼頭略上方的位置

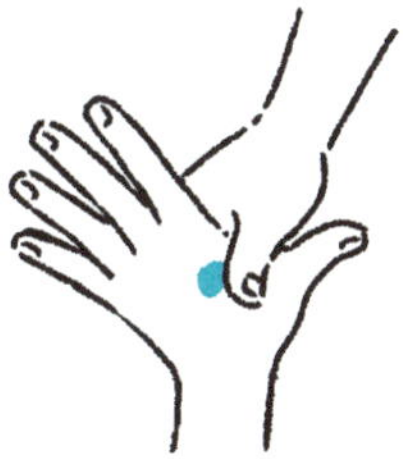

合谷　食指與拇指骨頭的交會處，略偏食指側的凹點。

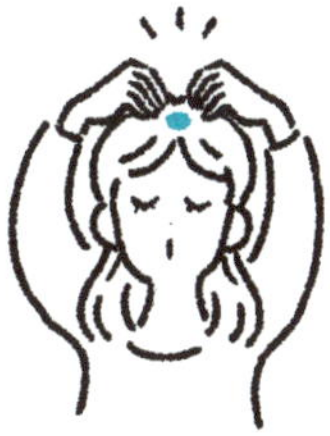

百會　頭部的最頂端

按壓眼頭、手背、頭頂，快速跟睡意說拜拜！

感覺眼睛澀澀、頭腦不太清醒時，我推薦大家按壓**眼頭的「晴明穴」**趕走睡意。一邊吐氣，一邊往鼻樑方向輕輕按壓。拇指指尖靠在眼睛上方接近眉骨的部位，一邊吐氣，一邊向上按壓。接著將兩手的指尖靠在兩眼下方的眼窩部位，一邊吐氣，手指一邊向下張開按壓。眼睛周邊舒服，人自然就清醒過來了。

再來是用力長按**手背的「合谷穴」**，除了調整自律神經，這個穴位還有改善血液循環、緩解壓力的效果。

最後是**頭頂的「百會穴」**，輕輕按壓會很舒服。這個穴道有調整自律神經的效果，睡覺前或起床時都可以按摩一下。

眼睛周圍是神經集中的地方，按摩力道不能太大，只要感覺舒服就可以了。

027

早上泡腳能讓體溫上升，身體更加清醒

專治

疲勞　不易入眠　恢復精神　減重　肩頸痠痛　白天嗜睡　寒性體質 水腫　皮膚粗糙

POINT

早上泡個熱熱的足浴，可以讓人瞬間清醒，雙眼明亮有神。

溫水泡腳對寒性體質和水腫也很有效。

位置選在有早晨陽光的窗邊最好。

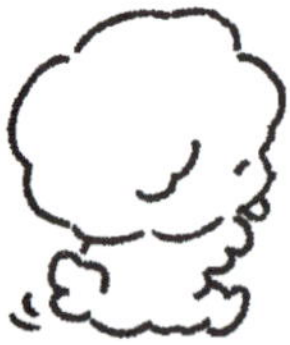

暖暖身體的早晨泡腳法

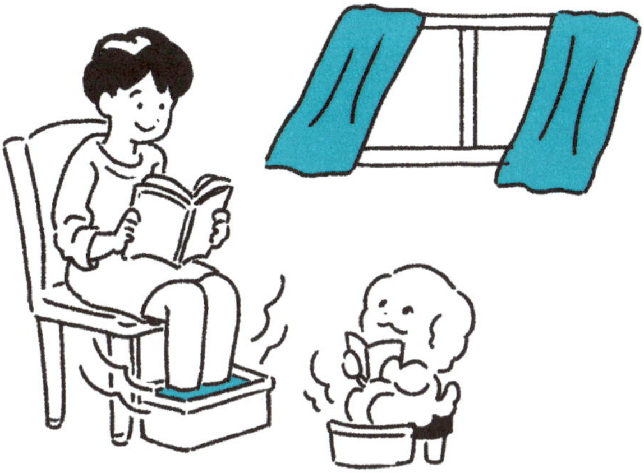

在泡腳桶注入43～45度的熱水，泡5～10分鐘，
如果能在窗戶旁邊進行最好！

早晨刻意拉高體溫，身體引擎更好發動！

體溫與身體的覺醒規律息息相關。**早上雖然起床了，卻感覺身體引擎還沒發動的人，不妨試試泡腳暖身。**

在大桶子裡注入43～45度左右的熱水，水位高過腳踝骨。只要泡腳大約5～10分鐘，就會感覺全身都暖呼呼的。如果沒有適合的桶子，也可以坐在浴缸邊上泡腳，準備起來更簡單。

泡腳時，也可以一邊滑手機，或是做做體操、按壓穴道、按摩身體其他地方。

最好在有陽光照射的窗邊泡腳，清醒效果更好，也有助於夜晚入睡。

泡腳還能改善寒性體質及水腫，也有恢復疲勞的效果，很鼓勵大家可以養成習慣，每天都泡泡腳。

028

一起床就身心舒暢！
早晨的香氣與音樂

專治

疲勞｜不易入睡｜**恢復精神**｜減重｜肩頸痠痛｜**白天嗜睡**｜寒性體質水腫｜皮膚粗糙

POINT

薄荷或迷迭香
可以幫助提神醒腦。

小鳥等動物的鳴叫聲
讓我們醒來時
感到愉悅。

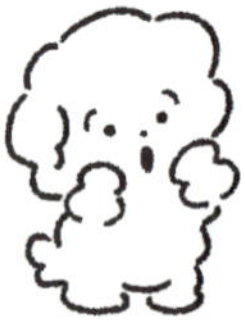

節奏逐漸加快的音樂，
會啟動身心
清醒的開關。

早晨精油的活用法

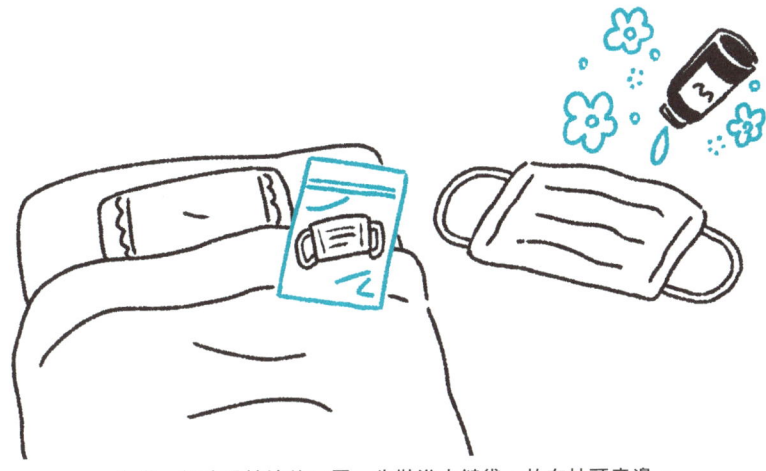

準備一個滴了精油的口罩，先裝進夾鏈袋，放在枕頭旁邊，
早上睡醒就拿起來戴上。

帶有大自然氛圍的起床儀式，令人心曠神怡

想要一早起床就有好心情，可以利用香氣和音樂開啟美好的一天。

適合早晨的精油有薄荷或檸檬、迷迭香、尤加利、葡萄柚等，都是相當清爽的香味。

只要設定好擴香儀的啟動時間，就可以用清新的香氣取代鬧鐘了。**睡前將精油滴在口罩上，先用夾鏈袋收好，放在枕邊，也是一個好方法。**早晨醒來時，戴上口罩就能享受芳香，整個人都精神起來。

音樂可以選擇輕鬆、有節奏感的曲子。或者，**鳥叫聲等讓人感受生命力的動物鳴叫，也很適合當作早晨喚醒我們起床的聲音。**

我們的呼吸會隨著音樂節奏律動，所以從慢節奏漸漸加快拍子的音樂，能讓副交感神經順利切換到交感神經，幫助我們自然甦醒。

029

選用自動清醒窗簾，感受美好的晨曦

專治

疲勞｜不易入眠｜恢復精神｜減重｜肩頸痠痛｜**白天嗜睡**｜寒性體質／水腫｜皮膚粗糙

POINT

睡在採光不好的房間
早上很難清醒。

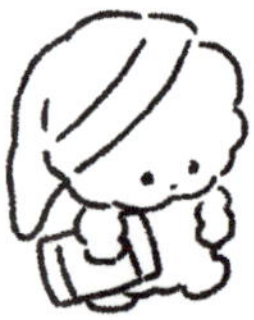

最好選擇
有自動定時開關功能的
電動窗簾。

設定在起床的10分鐘前
自動拉開窗簾，
人會很舒服地自然睡醒。

能自動開關的「清醒窗簾」

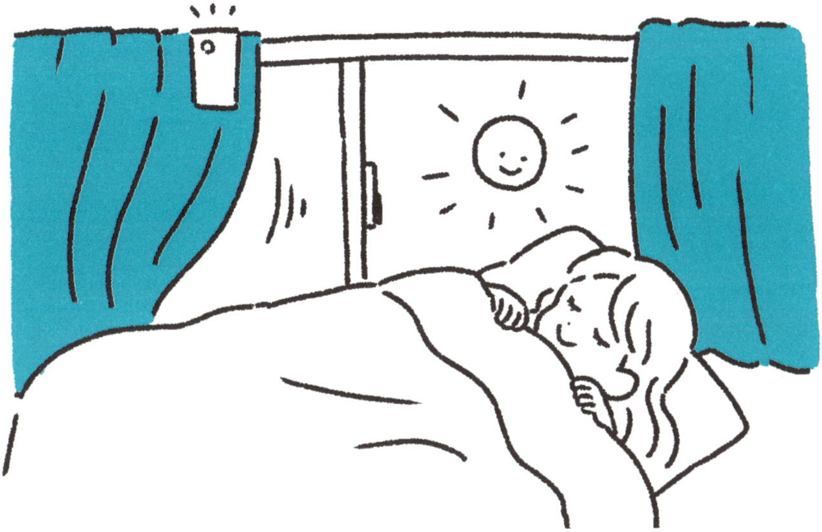

窗簾運用一點巧思，醒來就能享受早晨的陽光

你是否曾經在飯店房間裡，緊閉著窗簾睡覺，結果隔天早上睡過頭？我有這種經驗。因為飯店的窗簾遮光度很高，使得房間太暗，我才會起不來。後來我住飯店時，都會刻意讓窗簾保留2～3公分的空隙，讓早晨的陽光照進來。

人在越暗的環境裡會睡得越沉，因此，為了早上能舒服地自然醒，建議使用「窗簾自動開關裝置」（智慧窗簾）做適度的設定。

把一個飲料鋁箔包大小的裝置安裝在窗簾軌道上，利用手機應用程式設定時間，就可以自動開關窗簾。**將時間設定在希望睡醒的10分鐘前打開窗簾，身體先感覺到晨曦，再聽見鬧鐘的聲音，人就會很舒服地醒過來。**

此外，在旅行或出差時，也可以作為防盜措施，很適合獨居者利用。

030

沒有鬧鐘也能自動起床！

自我覺醒法

專治

疲勞　不易入眠　恢復精神　頭痛　肩頸痠痛　**白天嗜睡**　寒性體質水腫　皮膚粗糙

POINT

只要心裡記著起床時間，隔天就能神清氣爽地醒來。

睡前默念「我明天〇〇點要起床」3～4次就可以了。

養成習慣前，配合鬧鐘讓人更安心。

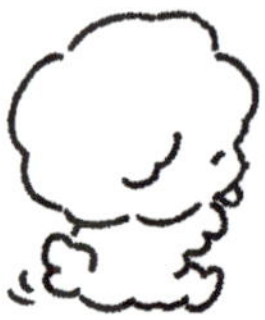

心裡先記好起床時間再睡覺

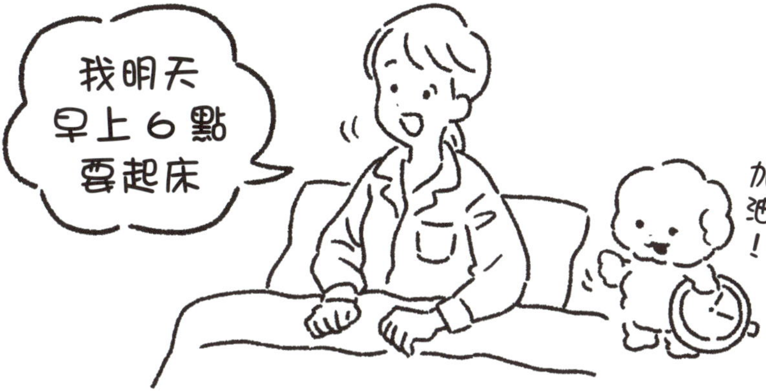

只要記住「幾點要起床」，沒有鬧鐘也會醒來

當我們有事必須比平時早起的時候，常常會在鬧鐘響之前的幾分鐘就醒過來。**其實心裡惦記著起床時間，我們就會自然醒來。**

這個方法叫做自我覺醒法，實行起來很簡單。**只要就寢前對自己說「明天〇點要起床」**，發出聲音或在心裡默念都可以。反覆3～4次，覺得「沒問題了」就可以上床睡覺。

利用自我覺醒法的人，睡醒的時候會感到神清氣爽。這是因為我們體內促進清醒的荷爾蒙會在睡醒前1小時左右開始增加分泌，做好睡醒的準備。而且這麼做，**一整天下來都不會昏昏沉沉，頭腦很清晰，工作效率也會提高。**

運用此方法的美國成人大約有一半，而在日本20幾歲的人約7％、30歲以上占18％。這是對多數人都有效的方法，習慣養成大約需一週，剛開始練習可以搭配鬧鐘輔助。

PART

4

重新審視飲食和沐浴習慣

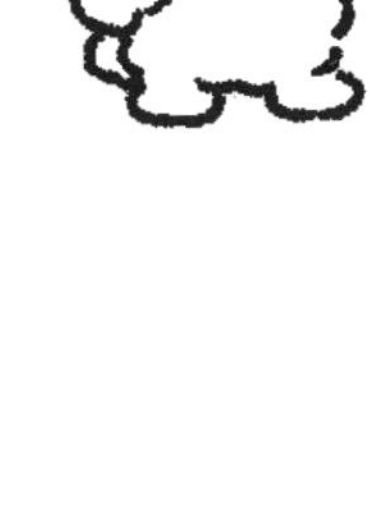

031

延長早餐前的空腹時間，調整生理時鐘

專治

疲勞 / 不易入眠 / **恢復精神** / **減重** / 肩頸痠痛 / 白天嗜睡 / 寒性體質 水腫 / 皮膚粗糙

POINT

生理時鐘的週期比24小時稍微長一點。

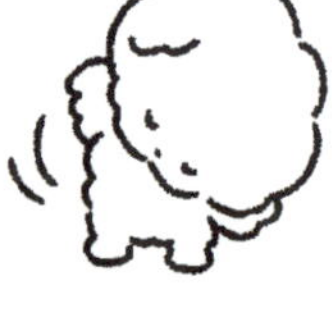

空腹時間越長，生理時鐘的重設越容易。

建議早晨吃碳水化合物來調整生理時鐘。

晚餐的最佳時間

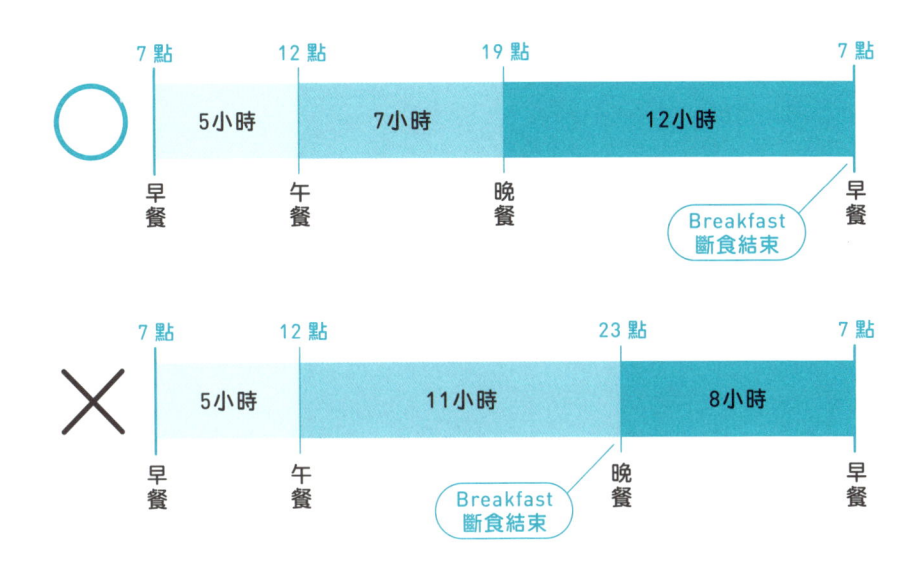

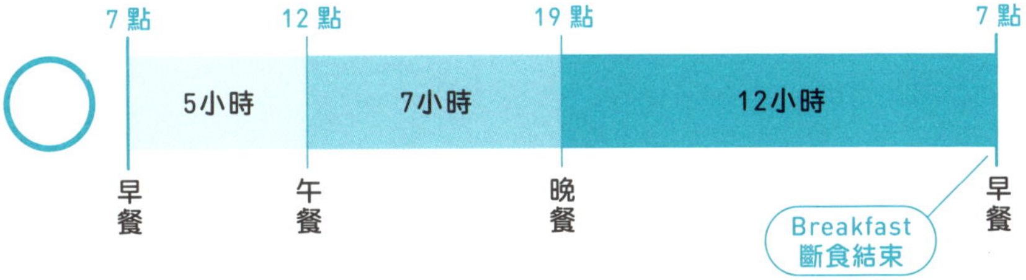

早餐吃飯或麵包，啟動生理時鐘

英文的早餐「Breakfast」這個字的原意是「打破（Break）斷食（fast）」。如字面的意思，**在空腹的狀態下吃早餐是對身體最好的方式。空腹時間越長，重設生理時鐘就越容易。**

要重設超過24小時的生理時鐘，碳水化合物是最有效的食物。醣類會使血糖上升，身體為了降低血糖，會分泌胰島素，胰島素也有重設生理時鐘的效果。早餐吃麵包或米飯來喚醒身體就是這個道理。

最好盡量避免深夜進食的時間與早餐間隔太近。舉例來說，中午12點吃完午餐後，一直忙到晚上11點才吃晚餐，身體會將這頓晚餐誤以為是「Breakfast」，而這就是打亂生理時鐘的原因。如果真的忙到抽不出時間吃晚餐，不妨在晚上7點左右簡單吃個小飯糰，維持生理時鐘的規律。

032

早餐很重要，
加強蛋白質攝取

專治

疲勞　不易入眠　恢復精神　**減重**　肩頸痠痛　**白天嗜睡**　寒性體質水腫　皮膚粗糙

POINT

蛋白質中的色胺酸是睡眠荷爾蒙生成的材料。

早餐攝取魚的DHA和EPA吸收率最好。

早上一杯咖啡，可以有效重設生理時鐘。

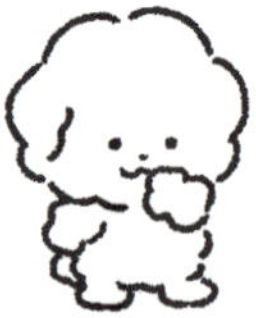

理想的早餐

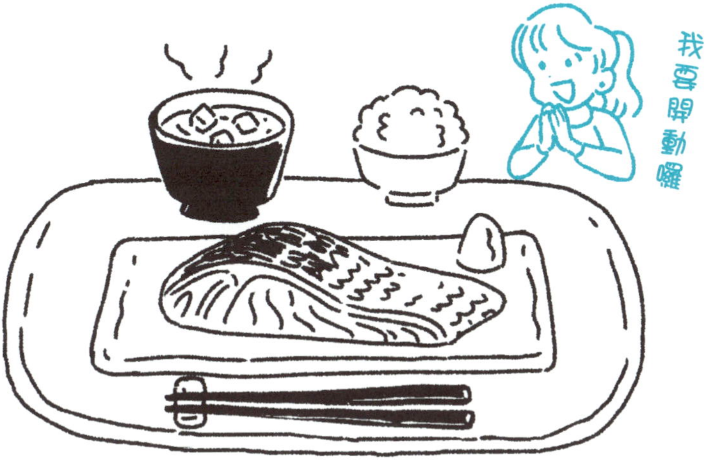

米飯+烤魚+味噌湯的日式定食，是培養優質睡眠的最佳早餐

打亂生理時鐘，就會像時差反應，身體每個細胞都變得遲鈍。**調整生理時鐘最重要的是，嚴守規律的睡眠和飲食。**

蛋白質裡的「色胺酸」，是生成睡眠荷爾蒙褪黑激素的原料。但體內的荷爾蒙生成需要時間，最好早餐就多攝取。還有魚類油脂中含有的DHA及EPA，可以降低中性脂肪和壞膽固醇，早餐時攝取較容易吸收。

米飯和烤魚、味噌湯的組合，是最理想的早餐。

除此之外，咖啡因對生理時鐘的重設效果非常好，建議大家早上喝一杯咖啡。

033

午餐定食

從蔬菜開始吃

專治

疲勞｜不易入睡｜恢復精神｜**減重**｜肩頸痠痛｜**白天嗜睡**｜寒性體質水腫｜皮膚粗糙

POINT

午餐過後昏昏欲睡
原因可能是
你吃的食物。

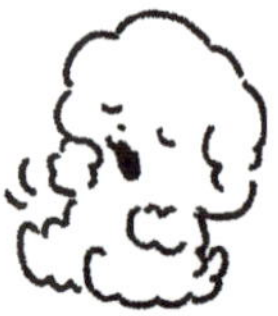

照特定順序吃
能有效抑制血糖升高，
避免午後昏昏欲睡。

建議的進食順序是
蔬菜→主菜→碳水化合物。

定食要照順序吃

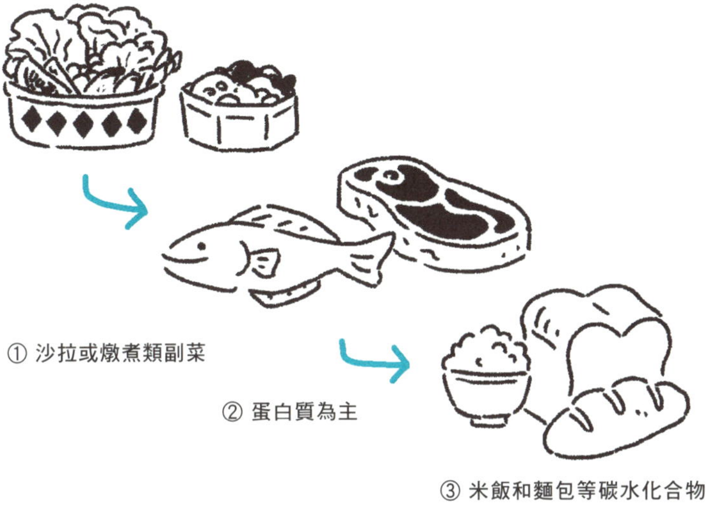

從蔬菜開始吃，可以有效預防血糖急速上升！

午餐最好選擇蔬菜、五穀和湯品齊全的「定食」。因為這些食物可以預防午後昏昏欲睡，而且也能有效控制血糖。

當我們吃下大量白米飯，血糖會急速上升。為了降血糖，胰臟要分泌胰島素。血糖的忽上忽下正是「專注力下降」和「昏昏欲睡」的關鍵原因之一。

預防之策就是選擇能同時攝取多種食材的定食套餐。**先從食物纖維豐富的沙拉或燉煮副菜開始吃，接著是蛋白質含量高的主菜，再來才是米飯和麵包這類碳水化合物。**同樣的菜色，稍加注意進食的順序，就能減緩血糖上升。

午餐過後的強烈睡意，也可能是因為睡眠不足或生理時鐘的影響，但我們還是要多留意飲食的內容和進食方式。

034

零食首選！
腸道環境友善的核桃

專治

疲勞 | **不易入眠** | 恢復精神 | 減重 | 肩頸痠痛 | **白天嗜睡** | 寒性體質水腫 | **皮膚粗糙**

POINT

養好腸道環境可改善睡眠。

核桃食物纖維豐富，營養價值又高，有助於調整腸道環境。

有飽足感但熱量高的食物，要小心攝取分量。

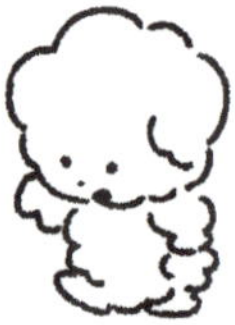

零食選核桃

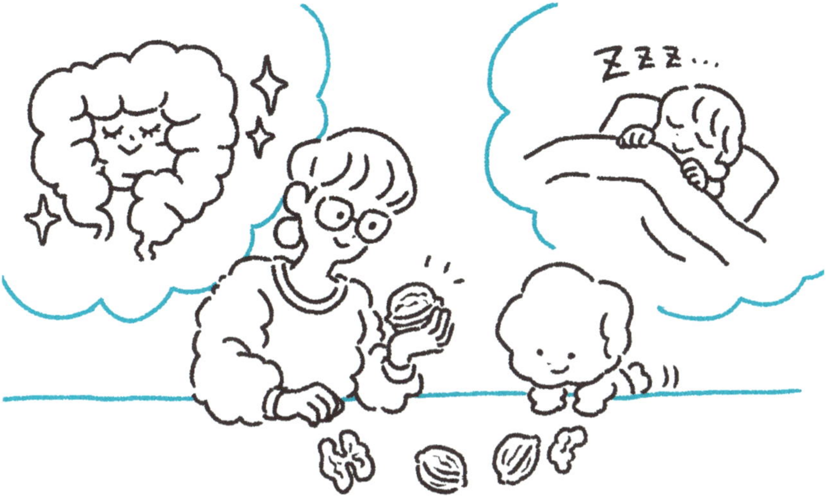

核桃可以改善腸道環境，也能提升睡眠品質。

想吃零食，就選營養價值高的核桃

德州大學研究報告指出，**吃核桃可使睡眠荷爾蒙褪黑激素的血中濃度提高3倍。**澳洲也有研究發現，**連續16週每天攝取56克核桃，可以減輕壓力、改善睡眠。**

核桃低醣，並含有豐富的食物纖維、礦物質及Omega-3脂肪酸，還能改善腸道環境。

雖然管理睡眠的是大腦，但我們緊張時會肚子痛，或是便祕時心情會鬱悶，可見大腦與腸道是相互影響的。換句話說，**腸道環境良好，對睡眠也會產生正面影響。**相反地，當腸道環境不佳，引發壓力反應或是發炎等，就會波及睡眠。

核桃所含的食物纖維與脂肪可以減緩消化速度，維持飽足感。不過因為熱量很高，還是要注意適量攝取。

035

晚餐簡單吃，好睡沒煩惱

專治

疲勞　不易入眠　恢復精神　減重　肩頸痠痛　白天嗜睡　寒性體質水腫　皮膚粗糙

POINT

睡前3小時清淡的晚餐，讓你一夜好眠。

早中晚餐分量的黃金比例4・3・3

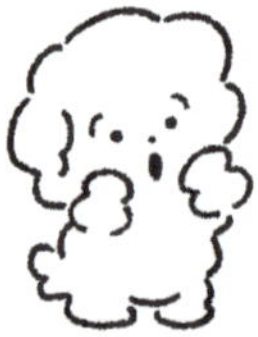

下班晚歸時，鹹粥或烏龍麵小火鍋最適合。

理想的三餐分量比例

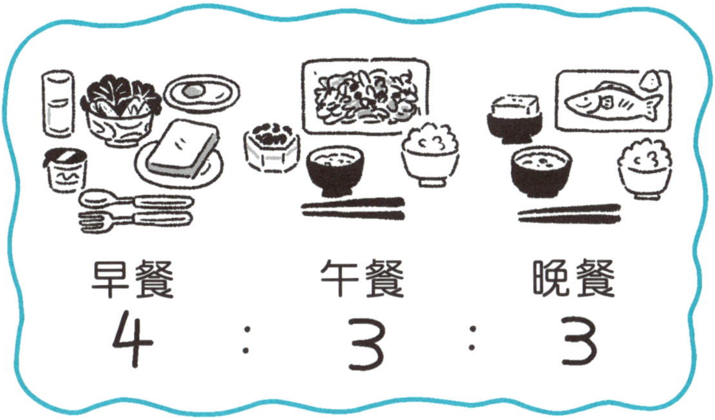

麵包、湯品、燉煮豆類，晚餐簡單吃才有好睡眠

我在英國時，看到當地人晚餐吃得非常簡單，感覺很驚訝。通常是麵包或濃湯，再加上一點罐頭的烤豆子，跟早餐差不多。但其實這樣的飲食是能幫助好眠的。

好眠的必要條件是，腸胃消化活動在就寢之前結束。簡單的晚餐（Supper）正是符合這項條件的飲食。

就寢3小時前，簡單吃一些均衡的晚餐，如果要吃炸物或烤肉，最好在就寢4小時前吃完。脂肪少、柔軟、溫熱的食物比較容易消化，如果晚餐吃比較晚，可以吃鹹粥或烏龍麵、小火鍋。

從生理時鐘的觀點，**早餐・午餐・晚餐的比例以「4・3・3」或「3・4・3」最為理想。**在整個星期中，星期三代謝量最高，星期一最低。所以大餐建議安排在星期三，星期一最好是低熱量的清淡飲食。

036

晚餐
要充分攝取食物纖維

專治

| 疲勞 | 不易入眠 | ~~恢復精神~~ | 減重 | ~~異位性皮膚炎~~ | ~~今天疲勞~~ | ~~慢性疲勞 水腫~~ | ~~皮膚粗糙~~ |

POINT

晚餐多攝取食物纖維，有助於深度睡眠。

脂肪或糖分含量高的飲食容易造成淺眠。

晚餐首選是燉煮菜和綜合蔬菜湯。

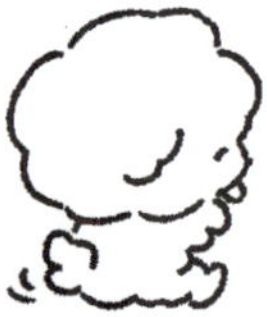

晚餐多選擇食物纖維豐富的食材

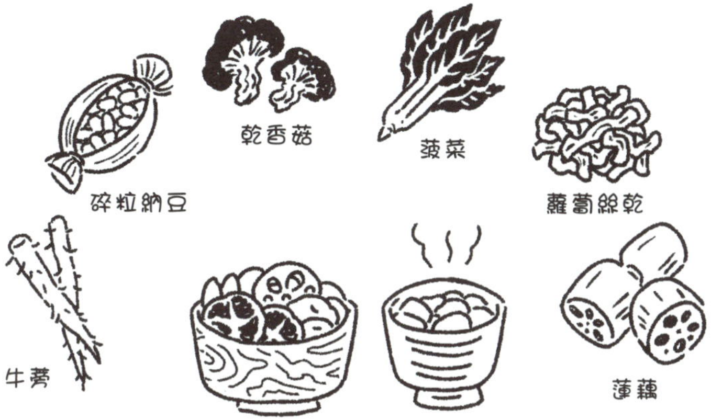

晚餐吃蔬菜湯，夜晚更好眠

哥倫比亞大學的研究指出，**晚餐攝取多一點食物纖維，能幫助我們比較好入睡，進入深層的睡眠。**而脂肪或糖分攝取太多的人，入眠時間平均多了29分鐘，深層睡眠也會減少，中途醒來的次數增加，若是長期如此，最終可能甚至會導致「睡眠障礙」。

含有豐富食物纖維的食材有牛蒡、碎粒納豆、乾香菇、菠菜及蘿蔔絲乾等各種食材，**晚餐可以多吃這類食材的燉菜或蔬菜湯等對身體溫和無負擔的菜餚。**

相反的，脂肪或糖分高的飲食會影響睡眠品質，造成壓力。睡前盡量不要吃甜食或油炸類，聚餐過後也不要再去吃拉麵。遵守個人飲食原則，借助食物纖維的力量，讓自己睡個好覺。

037

吃火鍋和辛辣飲食
可以暖身助眠

專治

不易入眠　寒性體質水腫

POINT

晚餐的暖身飲食能讓夜晚更好入眠。

蝦子、牡蠣、扇貝可降低深層體溫。

推薦飲品：生薑蜂蜜紅茶。

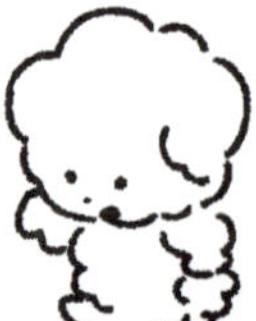

自製簡單方便的生薑茶飲，暖和身體

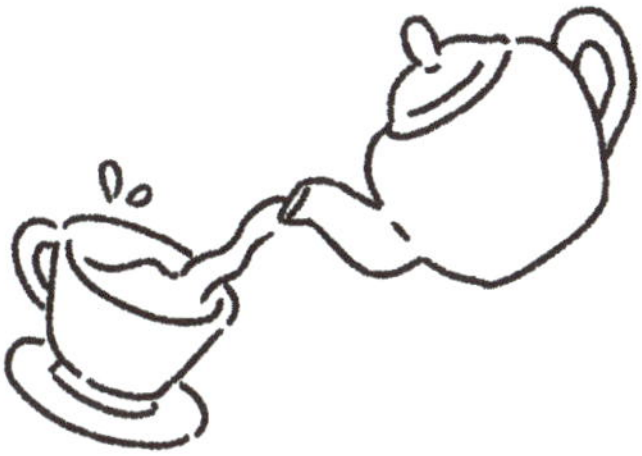

① 泡一杯熱紅茶（約200毫升）

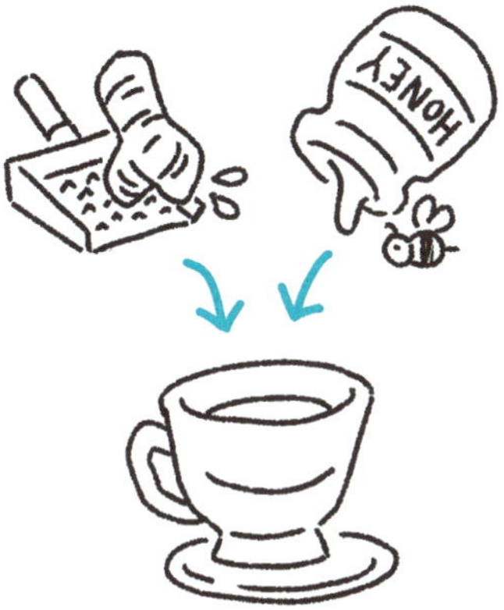

② 加入薑汁1小匙及蜂蜜1大匙，充分攪拌

海鮮火鍋和生薑可以暖身，讓睡眠更深層

晚餐會讓我們的體溫一度上升，之後深層體溫（身體內部的體溫）便開始迅速下降。**當深層體溫下降，人就會昏昏欲睡，所以晚餐要吃一些可以暖和身體的食物。**

什錦火鍋、湯豆腐、雞湯鍋、牡蠣鍋、蘿蔔泥鍋等，都是很好的選擇。蝦或牡蠣、扇貝等甲殼類中含有甘胺酸，是胺基酸的一種，可以降低我們的深層體溫，提升睡眠品質。吃火鍋的時候，可以添加這些食材。

還有，晚餐時攝取辣椒素也能讓體溫暫時升高。曾經有實驗在晚餐時先攝取1千毫克辣椒素的錠劑，發現體溫一度上升，2小時後下降了0.6度。可見泡菜鍋非常適合當晚餐。

生薑也是有暖身效果的代表性食材。**除了煮湯或炒菜，生薑蜂蜜紅茶準備起來快速又方便。**

038

克服花粉症

需要無麩質飲食與寡糖

專治

疲勞 | 不易入眠 | 恢復精神 | 減重 | 肩頸痠痛 | 白天嗜睡 | 寒性體質水腫 | 皮膚粗糙

POINT

打造無花粉臥室，室內保持適當濕度的環境。

改善腸道環境，減輕過敏症狀。

少吃小麥製品，多攝取果寡糖。

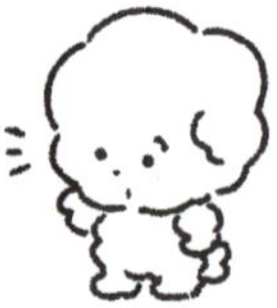

馬上可以身體力行的花粉症對策

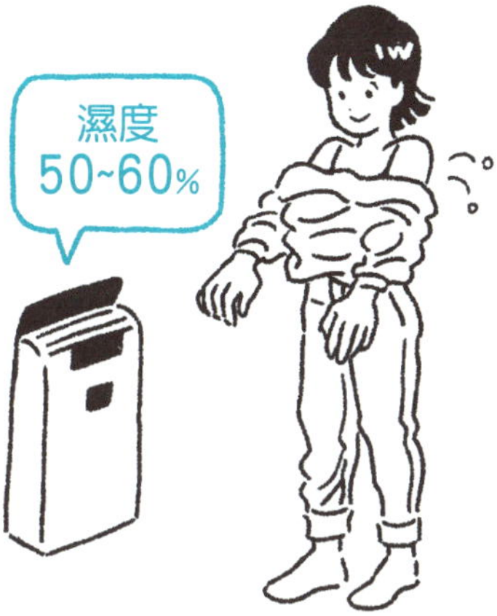

回家後馬上換衣服，不讓花粉進到臥室，
並啟動空氣清淨機。

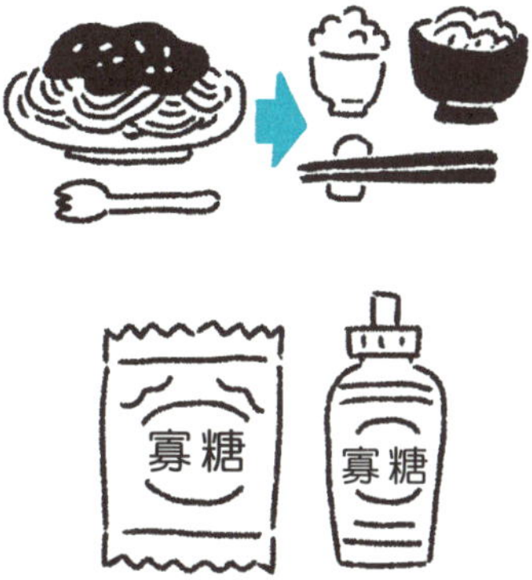

少吃小麥製品，
多攝取果寡糖。

從內到外，全身都要對抗花粉

一到春天就因為鼻塞、打噴嚏而睡不好……有花粉症的人，首先要記得不要將花粉帶進臥室。**回到家先在屋外將身上可能沾到的花粉抖一抖，進屋後馬上換家居服，並打開空氣清淨機。室內保持50～60％的溼度也很重要。**還要避免睡眠不足，免疫力不好，否則症狀會更惡化。

想要改善症狀，還可以試試無麩質飲食及寡糖，兩者目的都是調整腸道環境。過敏體質的人，體內的免疫系統容易對小麥中的麩質蛋白產生反應，減少小麥的攝取，或許可以減輕症狀。

寡糖有助於益菌的增加，改善腸道環境。其中果寡糖尤其能促進益菌之一的酪酸菌增加，緩和過敏症狀。坊間有液態及粉末兩種，以**果寡糖含量較高的粉末產品為佳。**

039

垃圾食物
會讓我們睡不好！

專治

疲勞 | 不易入眠 | 恢復精神 | 減重 | 肩頸痠痛 | 白天嗜睡 | 寒性體質水腫 | 皮膚粗糙

POINT

吃垃圾食物會降低睡眠品質。

睡眠不足就會更想吃垃圾食物。

避免糖和飽和脂肪酸，才能一夜好眠。

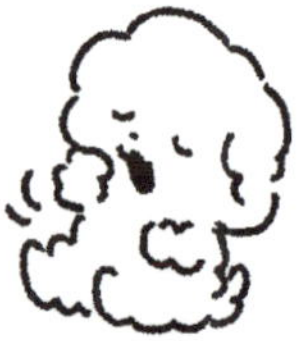

總是忍不住想吃垃圾食物

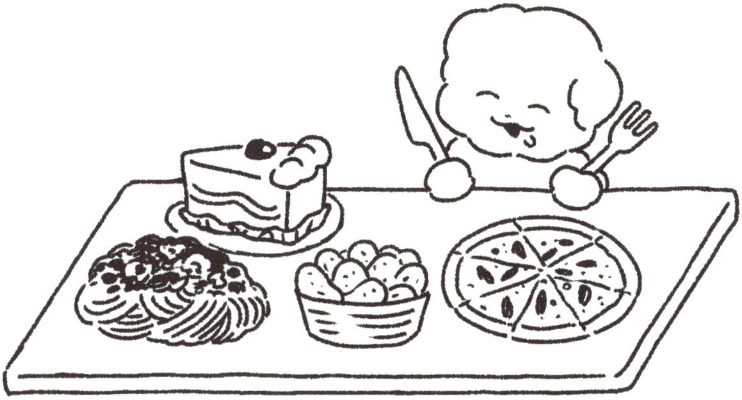

盡量避免垃圾食物與睡眠不足的生活

根據瑞典的研究報告指出，**垃圾食物會降低睡眠品質**。這項研究是讓一個人分別吃垃圾食物（A）及健康飲食（B）各連續一週，觀察食物對睡眠的影響。A的菜單有全脂優格、肉丸、加工披薩，以及巧克力威化餅等。B的菜單是低脂優格及食物纖維豐富的營養穀片、鮭魚、綜合蔬菜等。實驗結果顯示，A組飲食的睡眠品質遠低於B組飲食。

兩組飲食的總熱量相同，**A組含有較高糖分及飽和脂肪酸，食物纖維較少**。飽和脂肪酸多存在於肉類、奶油和糕餅中，往往是造成壞膽固醇堆積，使動脈硬化的原因。

睡眠不足會讓人想吃垃圾食物，食欲也會增加。這是因為大腦無法正常運作，對食物的選擇產生誤判。所以，我們平時就要注意確保充足的睡眠和健康的飲食，保持生活良好平衡。

040

糖分攝取過量
對身體、心靈和睡眠有害

專治

疲勞 | 不易入睡 | **恢復精神** | 減重 | 肩頸僵硬 | **白天嗜睡** | **寒性體質 水腫** | 皮膚粗糙

POINT

吃糖能讓人感覺幸福。

血糖升降紊亂可能導致身體和精神不適。

逐量減少甜食可預防復胖。

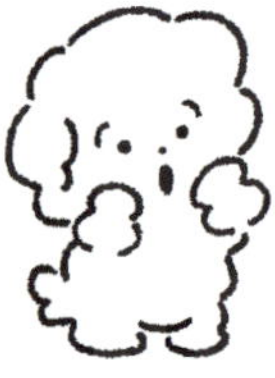

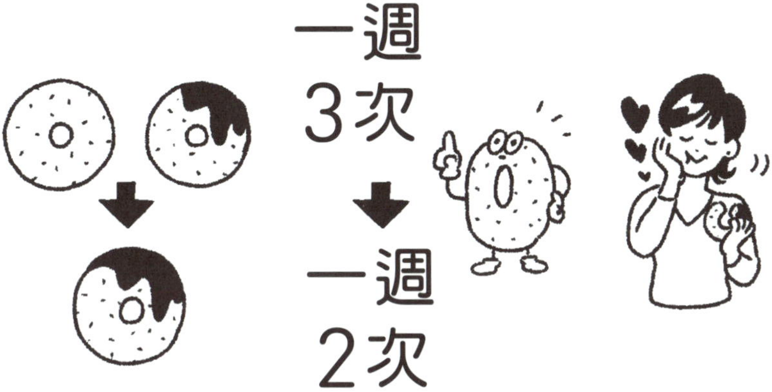

① 減少食量　② 減少次數　③ 變成一週一次的期待

糖分造成血糖忽高忽低，還會導致身心不適？

「每天都要吃甜點，甜食是另一個胃。」這樣的人比較**容易疲倦，手腳冰冷。如果你自己有感覺睡眠較淺，就要減少糖的攝取。**

糖能促進令人感覺幸福、療癒的多巴胺及血清素分泌，所以我們經常沒事就想吃點甜的。

不僅是糖，所有入口就能感覺到甜味的醣類，都會使血糖急速上升。為了降低血糖，身體會分泌胰島素，降得太低又會分泌腎上腺素，**血糖這樣忽高忽低，不只對血管是一種傷害，還會造成精神不濟、睡眠品質低落的問題。**

醣類是人體必要的能量來源，盡可能選擇富含食物纖維，吃下去又不會覺得甜的醣類，例如**糙米、胚芽米、全麥麵包或麵條，都不會使血糖快速上升，還有豐富的維生素和礦物質。**

突然要戒掉甜食，可能會產生反抗心理，建議按上圖順序慢慢減少攝取，比較不會有壓力。

041

片假名飲食改成平假名飲食更健康

專治

疲勞　不易入睡　恢復精神　減重　肩頸痠痛　白天嗜睡　[illegible]　皮膚粗糙

POINT

有益身體健康，也能提升睡眠品質。

麵包改成米飯，義大利麵改成烏龍麵。

注重「七大類食材」的日式飲食最佳。

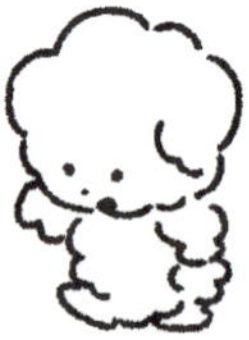

將片假名飲食改成平假名飲食，清爽又養生

片假名飲食	平假名飲食	片假名飲食	平假名飲食
麵包	米飯	泡菜・醃菜	米糠漬
拉麵	蕎麥麵	酥炸類	天婦羅
義大利麵	烏龍麵	乳酪	納豆
三明治	飯糰	醬汁	醬油
披薩	大阪燒	蛋糕	豆沙包
濃湯	味噌湯	餅乾	仙貝

※摘自《理想的粗食》（粗食のすすめ）／東洋經濟新報社

以日式飲食為主，讓身體更健康！

並非只要攝取特定營養，就能有優質睡眠。我們要先對有益健康的飲食有基本認識。

適合日本人的飲食，就是和食。**只要將「片假名飲食」改成「平假名飲食」，就能改善體質。**「麵包」改成「米飯」、「義大利麵」改成「烏龍麵」、「三明治」改成「飯糰」。脂肪含量少，食物纖維和維生素、礦物質豐富的和食，是世界上頗具代表性的健康飲食。代表七大類食材的關鍵字「Ma Go Wa Ya Sa Si I」（まごわやさしい）也同樣受到世人關注。**「Ma」豆類、「Go」芝麻（種子類）、「Wa」海帶（海藻類）、「Ya」蔬菜、「Sa」魚貝類、「Si」香菇（蕈菇類）、「I」根莖類。**這七大類集合了和食的所有優點，是我們應該要積極攝取的食材。

生活以和食為主，比較不容易疲勞，早上起床神清氣爽，好處多多，不妨從今天開始吧。

042

肚子餓到睡不著時，可以吃這個

專治

疲勞 | 不易入眠 | 恢復精神 | 減重 | 肩頸痠痛 | 白天嗜睡 | 寒性體質水腫 | 皮膚粗糙

POINT

肚子餓到睡不著時，可以吃奇異果。

奇異果是好眠與減壓的好朋友。

避免太冰涼，小心腸胃受寒。

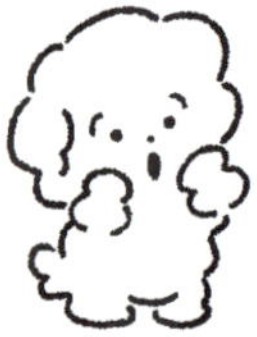

睡不著的時候就吃奇異果

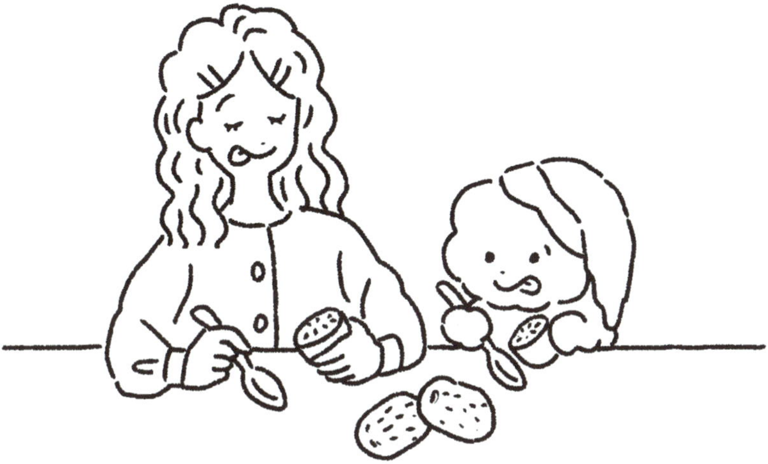

肚子餓到很難入睡的話，將奇異果先泡在50度熱水裡，溫熱一陣再吃

奇異果如何幫助睡眠？

臺北醫學大學曾經發表一項研究報告，睡前1小時吃2顆奇異果，可以睡得更好。這項研究是針對24名有睡眠障礙的男女，進行為期4週的實驗，結果顯示受試者的入眠時間平均縮短了35%，中途醒來的狀況減少了29%，睡眠總時數增加了13%。

奇異果含有豐富的維生素C和E，有抗氧化作用的效果，因而提升了睡眠品質。此外，奇異果中有葉酸，如果攝取不足，可能會造成失眠。奇異果還富含**高濃度血清素，有鎮靜效果，應該也是改善睡眠的原因之一。**

不過，吃2顆放在冰箱冷藏的奇異果，可能會讓腸胃受寒，**建議先放到50度熱水中，回溫後再吃。**基本上不應該鼓勵睡前吃東西，但實在餓得睡不著時，還是可以試試看。

043

吃太飽而睡不著時，試試這樣做

專治

疲勞 | **不易入眠** | 恢復精神 | 減重 | 肩頸痠痛 | 白天嗜睡 | 寒性體質水腫 | 皮膚粗糙

POINT

吃太飽睡不著時，穴道按摩、喝草本茶、改變睡姿。

足三里穴道和草本茶可以促進消化。

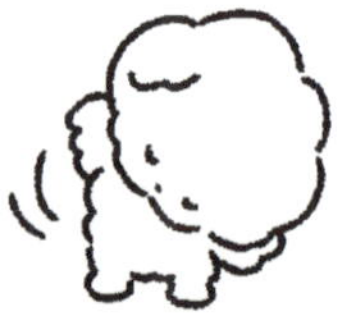

胃脹氣或胃食道逆流時，改變睡覺姿勢。

吃太飽時的因應方法

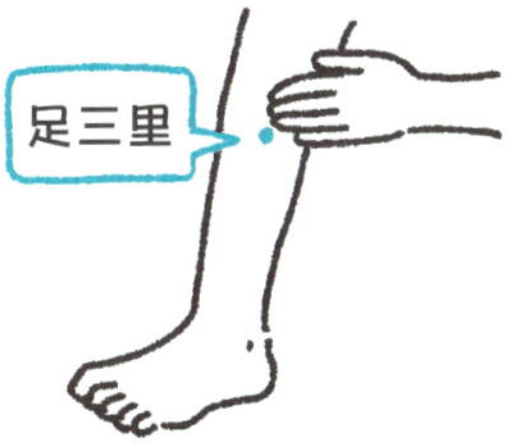

足三里

從膝蓋外側頂端起向下4根手指左右，
找到脛骨外側凹陷處。
吐氣時，用指腹按壓3～5秒。
吸氣時，鬆開3～5秒。反覆5次。

用薄荷和檸檬草泡茶，可促進消化。

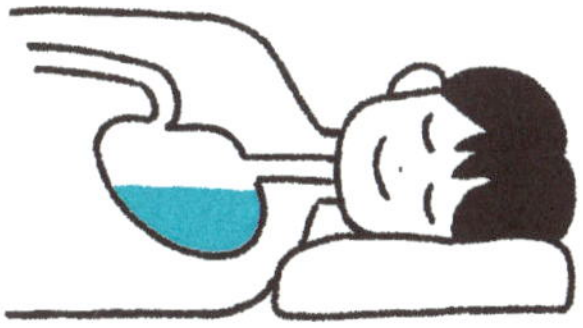

感覺胃食道逆流就側躺，
身體左側在下。

緩解胃脹氣或胃食道逆流，促進消化的祕訣

明明知道晚餐要清淡，卻還是吃太飽……這時候有一些小方法可以緩解不適。

馬上可以做的就是**按壓穴道，促進消化**。位於小腿的足三里穴，堪稱是下半身的萬能穴道，不僅促進消化，對腳痛、痠麻、水腫、腰痛等困擾也有很好的效果。

另一個方法是**喝草本茶**。薄荷能促進膽汁分泌、幫助消化並減輕胃部不適。而檸檬草跟檸檬一樣含有檸檬醛，可以加強胃部功能。這些都有助於緩解因飲食過量所引起的胃脹氣。

最後是**改變睡覺姿勢**。如果感覺胃脹氣，可以讓身體右側朝下，食物從胃部到十二指腸的通路順暢，就不會一直積在胃袋中。如果是胃食道逆流，就改躺左側朝下的姿勢，這樣胃酸就不會逆流到食道去了。

044

想要一夜好眠，
簡單泡15分鐘溫水澡

專治

疲勞　不易入眠　恢復精神　減重　肩頸痠痛　白天嗜睡　寒性體質水腫　皮膚粗糙

POINT

睡前1~2小時泡澡
會比較好睡。

大約40度的溫水
泡15分鐘。

嘗試早點沐浴，
看看幾分鐘後
會有睡意。

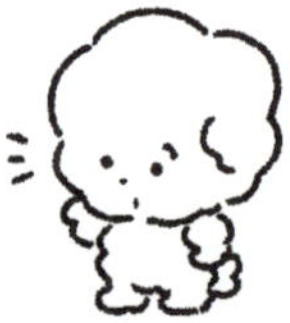

改善入眠的沐浴方法

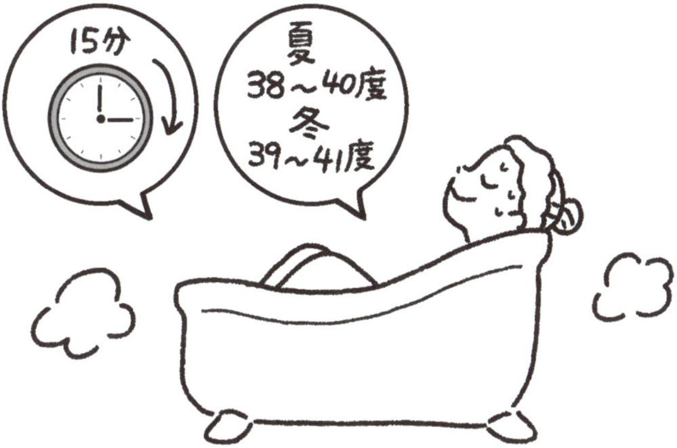

溫水澡泡15分鐘。夏天38～40度，冬天39～41度。

好眠祕訣：睡前1小時泡個澡！

我們的體溫和睡眠有很密切的關係。體溫在一天當中的高低差大約是1度，最低體溫是起床前2～3小時，最高體溫則是入眠時間的5小時前。

睡前讓體溫稍微升高，等體溫下降的時候，就很容易入眠。就寢1～2小時前沐浴是一個好方法，不僅能讓我們更快睡著，也有增加深層睡眠的效果。

用稍熱的溫水泡澡15分鐘最剛好，建議水溫是夏天38～40度、冬天39～41度。當額頭開始冒汗，就表示深層體溫上升了。**泡澡除了提高體溫，還能藉由水壓促進血液循環，並透過浮力作用達到放鬆的健康效果。**

沐浴後，需要隔一段時間，體溫才會下降，所以不妨試試早一點泡澡，看看多久後會開始想睡覺。

045

睡前短暫沐浴5分鐘，沖澡泡腳一起來也不錯

專治

不易入眠　恢復精神　肩頸痠痛　寒性體質水腫

POINT

睡前簡單泡個澡，只有5分鐘也好。

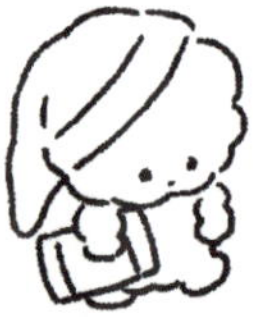

加入碳酸類入浴劑，可在短時間內改善血液循環。

淋浴和泡腳同時進行。

沖澡的同時，也可以泡個腳

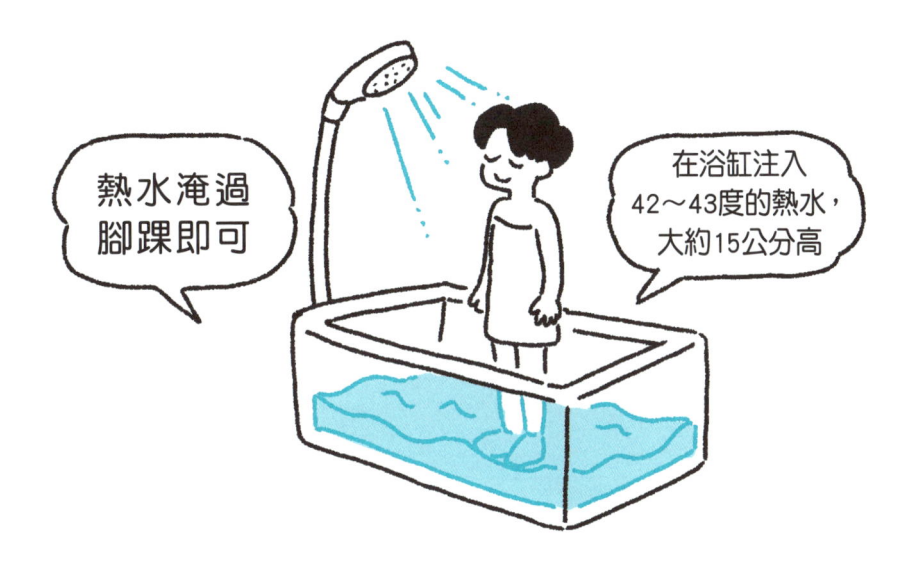

睡前促進血液循環！泡澡幫助好眠

忙碌的夜晚，一回神發現已經深夜12點了！**這時候可以花個5分鐘泡澡，水溫大約40度，緩解一天的疲憊。**雖然深層體溫不會上升太多，但血液循環變好，還是有幫助入眠的效果。

使用**碳酸類的入浴劑，血液循環會更好。**細緻的氣泡從皮膚滲入，使血管擴張，進而促進循環。**對寒性體質、肩頸痠痛與消除疲勞，都有很好的效果。**

如果是選擇**淋浴，還可以同時泡腳，一樣能帶動全身的血液循環。**

方法很簡單，浴缸中注入42～43度偏燙的熱水，大約15公分深，泡到腳踝骨上方就可以了，然後站在熱水中淋浴。夏天單純沖澡的人比較多，但其實長時間待在冷氣房裡，身體是受寒的。建議大家務必試試一邊沖澡一邊泡腳，感受其中的好處。

046

消除頸部及眼部的疲勞！

洗頭順便按摩頭皮

專治

疲勞 | 不易入眠 | 恢復精神 | 減重 | 肩頸痠痛 | 白天嗜睡 | 寒性體質 水腫 | 皮膚粗糙

POINT

頭皮放鬆
能幫助好眠。

用指腹
好好地由下往上
按摩頭皮。

對頸部痠痛、掉髮
或是眼睛疲勞
都有效果。

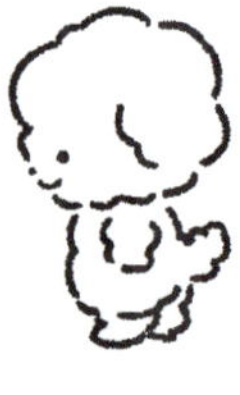

頭皮按摩的步驟

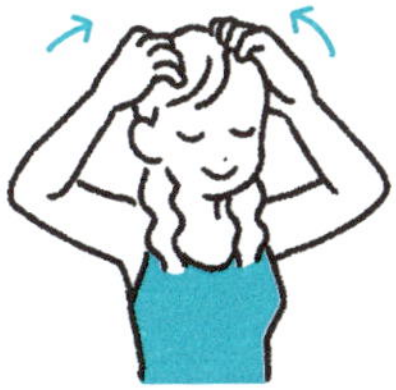

① 張開手指，從頭部兩側伸進頭髮下面。
用指腹由下往上推壓頭皮，
按摩整個頭部。

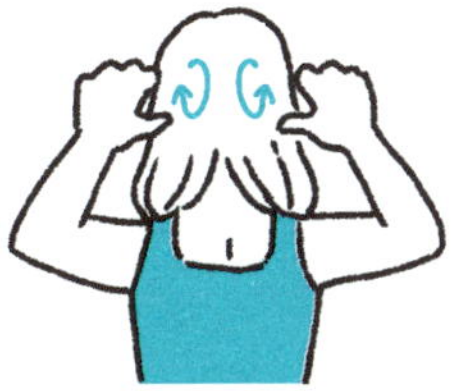

② 在耳朵上方附近，用指腹畫圓按摩。

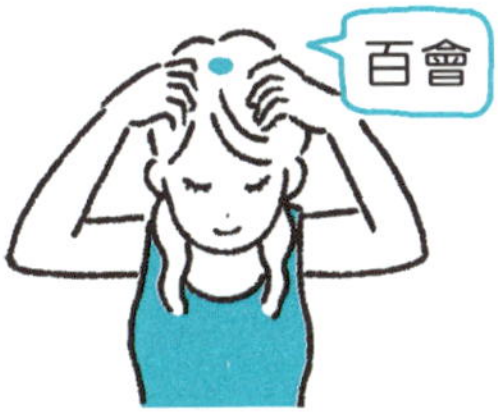

③ 在頭頂稍微凹陷的部位（百會穴）
一邊吐氣一邊按壓，反覆數次。

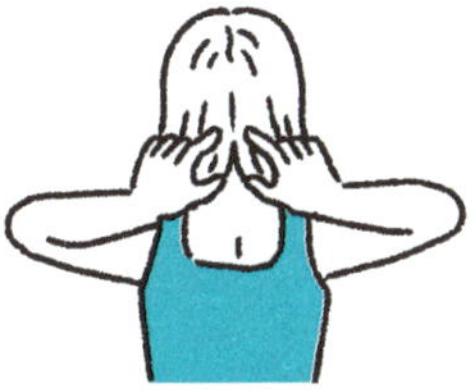

④ 順著髮際線，從頭部後方到額頭中央，
仔細揉捏按摩。

用指腹按摩頭皮，作為一天結束的放鬆習慣

用指腹在手背上畫圓，就像在按摩頭皮那樣，比較一下觸感，如果手背和頭皮的感覺一樣，那表示頭皮的狀態很好。相反的，**如果頭皮比較不好推動，可以試試看在洗頭或泡澡時按摩頭皮。**

首先，用指腹由下往上按摩頭皮，然後在太陽穴附近畫圓推壓。

接著來到頭頂的百會穴，一邊吐氣，慢慢按壓。再來到後頸，沿著髮際線往額頭中央推揉，你會感覺到身體釋放所有壓力，非常放鬆。

按摩的訣竅在於用手肘帶動，而不是單靠指尖。**按摩頭皮會讓人非常放鬆，除了幫助熟睡，對脖子僵硬或掉髮、頭痛和眼睛疲勞等，也都有舒緩的效果。**

047

用汗水把體寒和疲勞一起帶走！

熱休克蛋白沐浴法

專治

疲勞	不易入眠	恢復精神	減重	肩頸痠痛	白天嗜睡	寒性體質水腫	皮膚粗糙

POINT

寒性體質的人容易淺眠。

洗澡選HSP沐浴法用偏燙的熱水讓體溫升到38度。

沐浴後繼續保溫排汗至少15分鐘。

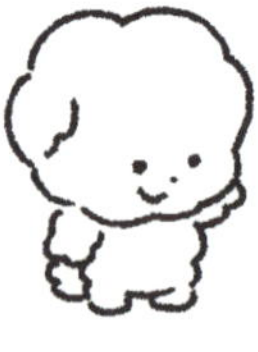

熱休克蛋白沐浴法

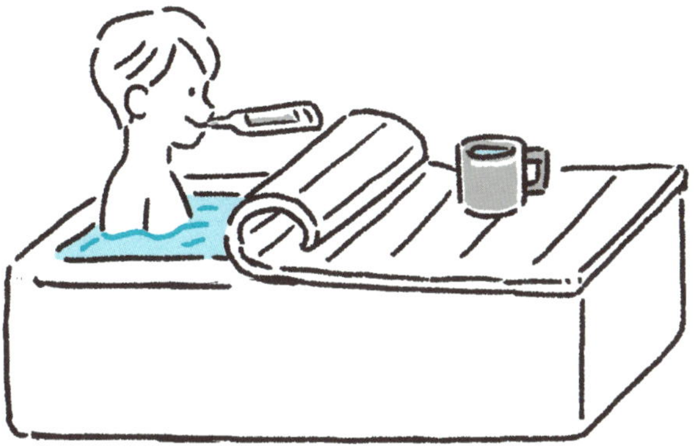

在42～43度熱水裡泡澡10～20分鐘。
口含體溫計測量，當舌下體溫來到38度就可以了。
喝杯溫水補充水分，出浴後繼續保溫排汗15分鐘。
每週2次，睡前2小時進行。

42度熱水澡泡15分鐘！提高深層體溫的HSP沐浴法

寒性體質的人由於末梢血管沒有充分擴張，導致深層體溫難以下降，常常感覺自己沒有睡好。體溫不容易上升，早上精神不濟的人多半也是這種類型。

對寒性體質有自覺的人，建議一定要泡熱水澡。最好是採用HSP（熱休克蛋白）沐浴法。

HSP指的是會在壓力條件下修復受損的細胞，使其恢復活力的蛋白質。

泡42～43度的熱水澡時，要泡到舌下體溫達38度為止。體溫上升的時間大約需要10～20分鐘。因為會出汗，記得喝溫水補充水分。**沐浴後穿上浴袍或包裹毛毯，用毛巾圍住頸部，至少保溫15分鐘，讓身體排汗。**

增加HSP可**提升免疫力，不容易疲勞，並改善體溫偏低的問題**。每週2次，記得要在就寢前2小時進行。

PART

5

舒緩生理期的
身心失調

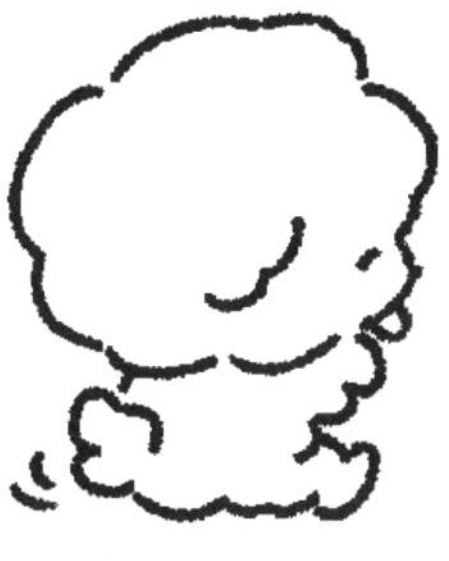

048

生理期前比較淺眠，試著讓體溫起伏大一點

專治

疲勞　**不易入眠**　恢復精神　減重　肩頸痠痛　**白天嗜睡**　**寒性體質水腫**　皮膚粗糙

POINT

女性荷爾蒙與睡眠息息相關。

生理期來之前睡眠變淺，卻又總是昏昏欲睡，要讓體溫起伏大一點。

中午曬太陽，晚上泡熱水澡，放鬆身心。

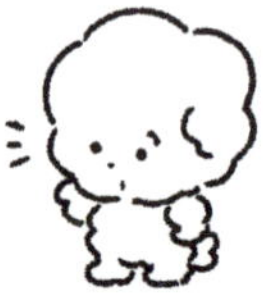

生理期快來之前，盡量放鬆身心

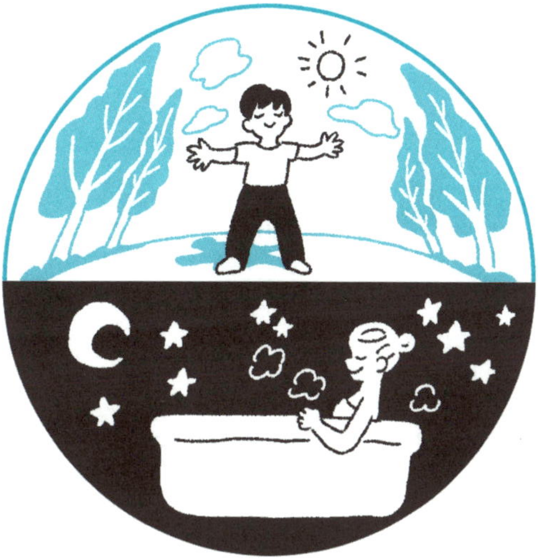

中午充分曬太陽，
晚上泡熱水澡，好好放鬆一下。

排卵後的體溫上升期更需要放鬆，提升睡眠品質

女性荷爾蒙的雌激素與黃體素會直接影響睡眠。經期後分泌增加的雌激素，能使肌膚濕潤有光澤，也有安定心神的效果。另外還有提神作用，有點睡眠不足的時候，也能撐過去。

而排卵後分泌增加的黃體素，是為準備懷孕的荷爾蒙，身體會儲存營養和水分，所以容易發胖或水腫。**因為黃體素有體溫上升作用，這段期間的睡眠會變得比較淺。**白天昏昏欲睡，整個人都懶洋洋，到了晚上，雖然很想睡，卻又睡不熟，無論睡多少都還是很睏。

這段時間可以**多曬點陽光，悠閒泡個澡，調節體溫的變化。**睡前看看書，做點按摩或伸展，讓身體放鬆，也能有效舒緩不適。

049

對付生理期水腫和體寒的5個對策

專治

疲勞 | 不易入睡 | 恢復精神 | 減重 | 肩頸痠痛 | 白天嗜睡 | **寒性體質水腫** | 皮膚粗糙

POINT

生理期間血液和體內水分循環變差，身體容易變冷並水腫。

注意飲食、沐浴、衣著，促進血液循環。

要睡得比平常更久一點。

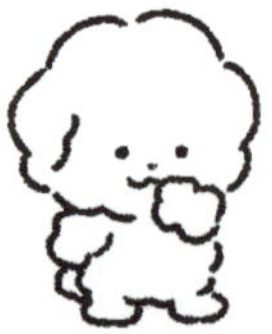

有效消除水腫的食材與沐浴技巧

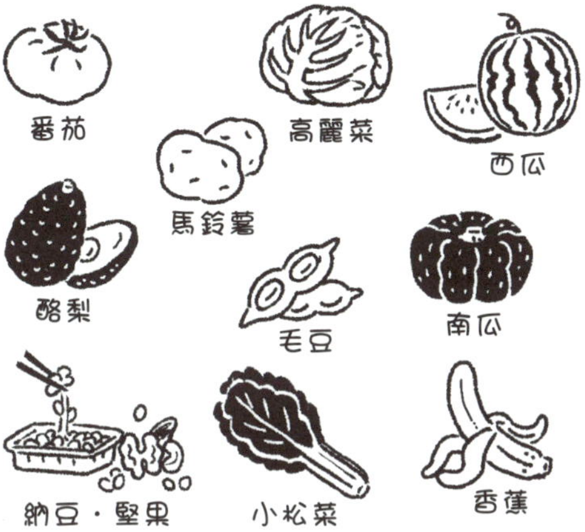
番茄
高麗菜
西瓜
馬鈴薯
酪梨
毛豆
南瓜
納豆・堅果
小松菜
香蕉

攝取含鉀豐富的食材

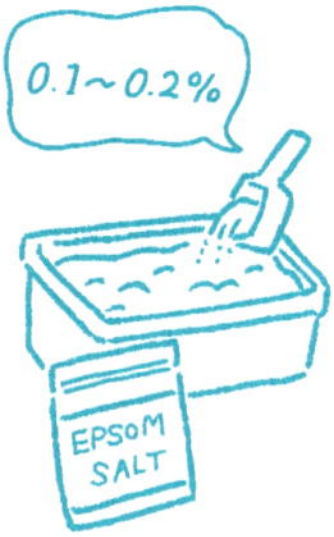
0.1~0.2%
EPSOM SALT

150公升的熱水中加入150～300克瀉鹽（濃度0.1～0.2%）
泡澡10～20分鐘

消除水腫的基本原則：改善水分及血液循環

生理期前水腫的起因是女性荷爾蒙的黃體素和寒性體質。生理期當中和生理期前，體內的血液循環和水分循環都會變差，因此必須特別注意以下5點：

① 體內鹽分濃度高時，會需要更多的水分。要**控制鹽分，多攝取促進鹽分代謝的鉀**。

② 做瑜伽或按摩，**改善血液和淋巴的循環，也能舒緩壓力和緊張**。

③ 泡澡時加入**有促進排汗功能的瀉鹽（硫酸鎂）**。將多餘的水分排出體外，改善水腫。

④ 避免身體受寒，**睡覺時穿上長袖內衣或肚圍、暖腳褲來保暖**，促進血液循環。

⑤ 睡眠不足會使身體的循環惡化，無法順利排出體內多餘的水分和鹽分，這就是水腫的原因。所以要**比平時睡得更久**才行。

050

緩解生理痛的
穴道指壓與灸療

專治

疲勞　不易入眠　恢復精神　減重　肩頸痠痛　白天嗜睡　寒性體質 水腫　皮膚粗糙

POINT

生理痛的大敵是壓力和體寒，還有自律神經混亂。

刺激3個穴道，改善身體循環。

除了穴道指壓，灸療也值得一試。

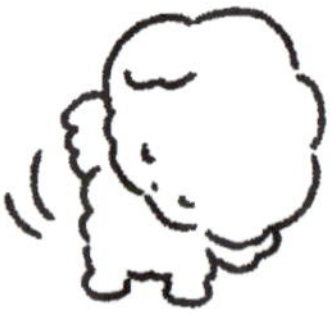

有效舒緩生理痛的穴道

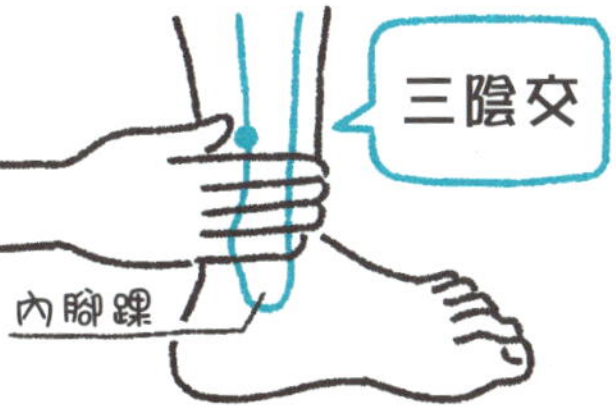

三陰交　內腳踝骨最突出的地方，以小指起算向上4根手指，脛骨的內側。

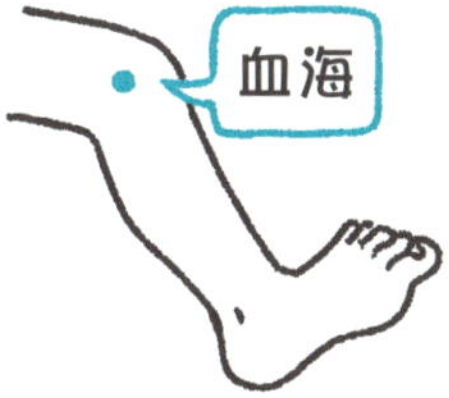

血海　在膝蓋骨內側以無名指起算，向上3根手指的地方。

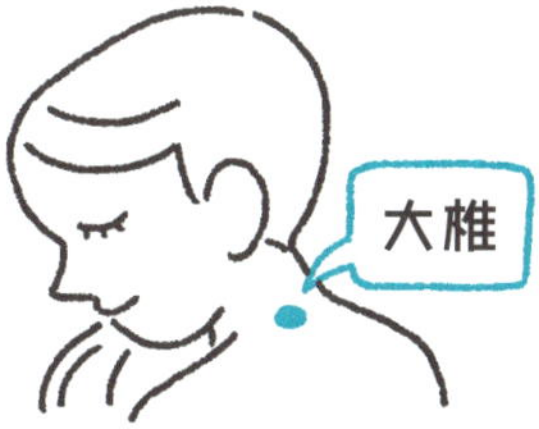

大椎　低下頭摸到脖子最底部突出的骨頭，其正下方的凹陷部位。

減輕生理痛的3個穴道指壓法

生理痛時，必須要調整因為壓力和體寒引起的自律神經失調。穴道療法可以暖身，促進血液循環，幫助夜晚好眠。灸療同樣很有效，新手可以選少煙、熱度溫和的產品。

穴道指壓需要的力道是「痛並舒服」，一邊吐氣，用指腹按壓3～5秒鐘，再一邊吸氣，鬆開3～5秒，反覆5次左右。

①**三陰交**：是婦科的重要穴道，除了生理痛，對月經不順、不孕、體寒、頻尿等，也都能緩解不適。

②**血海**：針對血液循環不好引起的婦科症狀，例如月經不順、子宮肌瘤、貧血、體寒、腰痛、皮膚粗糙等，都能有效改善。

③**大椎**：能調整自律神經平衡，可改善月經不順、花粉症、異位性皮膚炎、皮膚粗糙、頸部痠痛、感冒等。

051

兩個暖暖包
快速舒緩生理痛

專治

疲勞 | 不易入睡 | 恢復精神 | 減重 | 肩頸痠痛 | 白天嗜睡 | **寒性體質水腫** | 皮膚粗糙

POINT

熱敷
臀部上方的骶骨（也稱薦骨）
可舒緩生理痛。

感覺很痛時，
下腹部
也要熱敷。

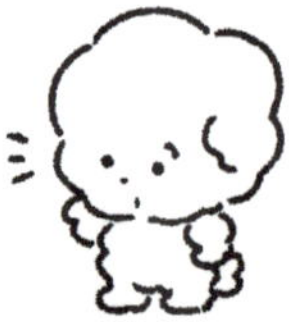

長時間久坐
使血液循環不好，
要適度起身活動。

生理痛時，這裡貼暖暖包

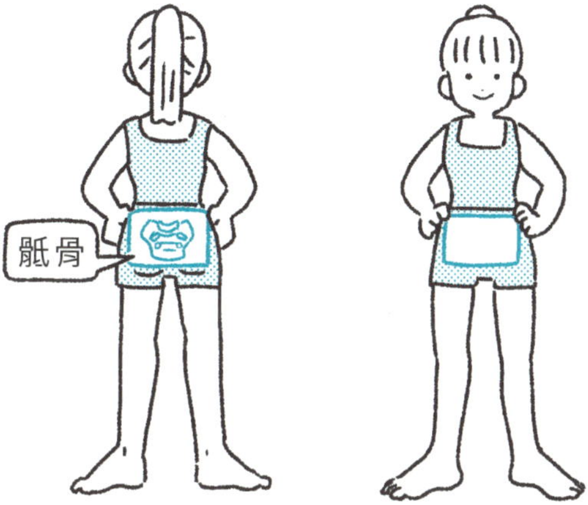

熱敷肚臍正後方（臀部上方）的骶骨和下腹部。

把暖暖包貼在腰部和腹部

嚴重的生理痛多半是體寒所引起。經血因體寒變得濃稠、流動不順，才會在排出體外時，引發生理痛。**所以因應的對策就是暖身。我們可以利用暖暖包，主動讓身體暖和起來。**

首先要熱敷肚臍正後方的骶骨。骶骨周圍有無數條血管，副交感神經群更是從骶骨延伸到下腹部。光是熱敷這個部位，就能**同時調整血液循環和神經的運作。**

如果還是很痛、很難過，下腹部再貼一個暖暖包。**腹部前後都熱敷，可以舒緩大部分的疼痛**，但是要切記暖暖包不能直接貼在皮膚上，記得在貼身衣服裡面墊一條毛巾以調整溫度。

久坐也會造成血液循環不好，記得要適度站起來活動身體。

052

睡覺穿肚圍褲，
不讓腹部受寒

專治

疲勞　**不易入眠**　恢復精神　減重　肩頸痠痛　白天嗜睡　**寒性體質水腫**　皮膚粗糙

POINT

保持腹部溫暖，讓副交感神經占主導位置。

穿太緊反而會變冷。

穿著肚圍褲睡覺，生理期也能睡得好。

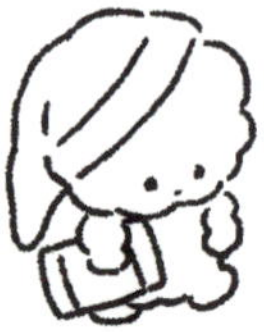

幫助好眠的肚圍褲

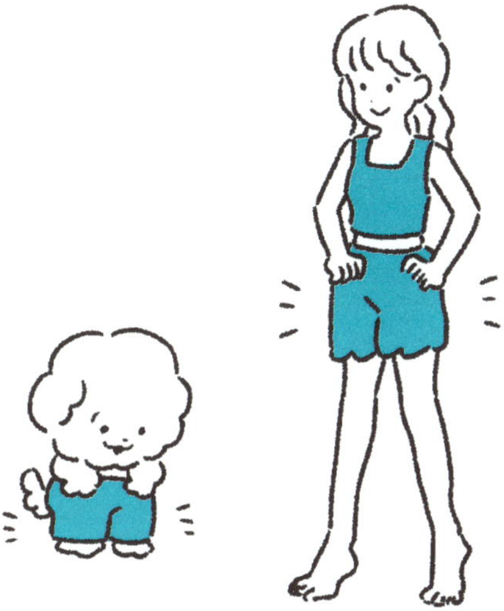

肚圍和內褲合而為一就不會捲成一團。

穿寬鬆的肚圍幫肚子保暖，打造好眠體質！

兩手搓熱後，將手心貼在肚皮上，感覺暖和的是手還是肚子？**在東方醫學的觀點，腹部比手心暖和才是健康的象徵。**側腰冰涼，是淺層的體寒，肚臍下方冰涼，則是深層的體寒。尤其生理期時，腹部絕對不能受寒。最好穿上肚圍保暖。

若想要在睡覺時，讓副交感神經占優勢，達到放鬆的效果，腹部和手腳的保暖非常重要。怎麼睡都很累、起床還是精神不濟、半夜要起來上廁所好幾次，這樣的人可能都是寒性體質。

推薦大家睡覺穿肚圍褲，這是把肚圍和內褲結合在一起的產品，任何動作都不用擔心褲子會捲下來。選購時，記得**選擇質地柔軟、尺寸寬鬆的商品。**

女生們一整天穿著內衣或束腰，容易因為太緊身造成血液循環不好、手腳冰冷。晚上就讓寬鬆舒服的肚圍，幫我們好好保暖吧。

053

生理期也能安心入睡的好幫手

專治

疲勞　**不易入眠**　恢復精神　減重　肩頸痠痛　白天嗜睡　**寒性體質水腫**　皮膚粗糙

POINT

生理期的睡眠要比平常多睡1小時。

有防水墊就不必擔心經血側漏。

生理期更要泡澡，泡腳也可以。

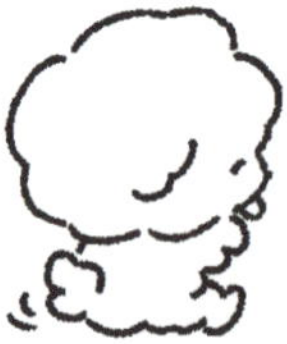

生理期的睡姿

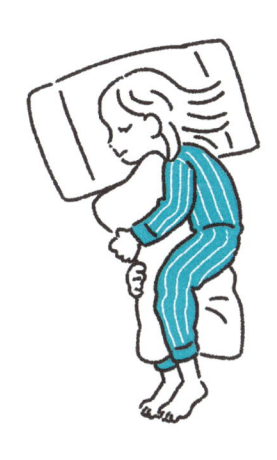

擔心經血側漏或是生理痛時，
應該要側躺。

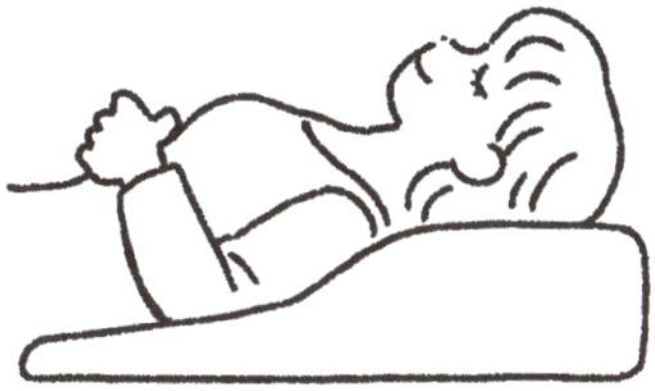

平躺時，用大枕頭將背部墊高，
減輕腰部負擔。

生理期比較淺眠，搭配泡腳和小物件就能睡得安心！

職業婦女每天需要的睡眠時間，平均7～8小時，但是**生理期睡眠會變得較淺，所以應該要延長一點，多睡30分鐘～1小時。**

還有，生理期期間我們總是會擔心「側漏」，焦慮一來就會使交感神經占主導位置，睡眠就更淺了。

如果有生理痛或擔心側漏問題，可以側躺。而想要平躺的人，建議用大枕頭將背部墊高，減輕腰部的負擔，會比較好入眠。

也可以利用一些輔助的小物件，例如夜用衛生棉或棉條、防水墊等，增加安心感。

生理期間更應該泡澡讓身體放鬆，不能接受的人，可以試試泡腳。**溫暖整個腳掌能改善全身的循環，緩和生理痛，深層體溫也會變得較容易下降，讓夜間睡眠更深層。**

054

沒力氣泡澡時，

手浴也能暖和身體

專治

不易入眠　寒性體質 水腫

POINT

簡單的手浴能讓全身快速溫暖起來。

熱水高過手腕，全身都暖起來後，再加一點伸展運動。

心裡有壓力時，手浴也很有效。

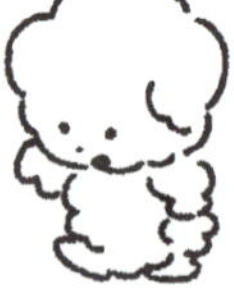

搭配伸展動作的養生手浴

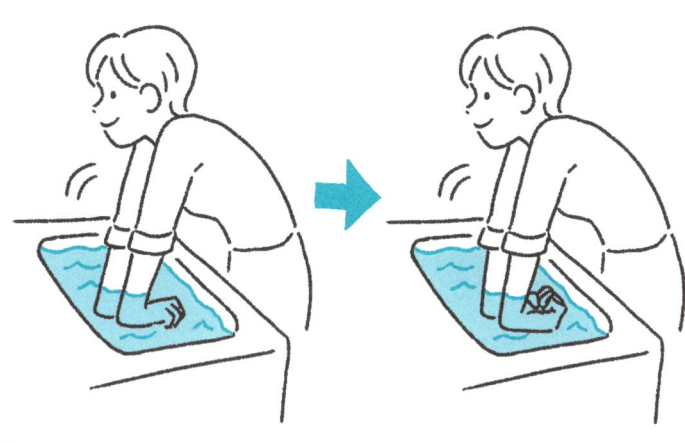

① 拇指朝外，手心緊貼在盆底，手肘伸直，身體重量向後靠。

② 換成手背緊貼盆底，身體重量向後靠。

手一暖全身鬆，入眠更輕鬆！

生理期期間不想泡澡，那就改成手浴吧。

手離心臟很近，溫暖的血液能馬上送到心臟，讓全身很快暖和起來。方法很簡單，**熱水水位高過手腕，泡10分鐘，直到感覺全身都暖和了。**只要在臉盆注入43度左右偏燙的熱水就可以進行，在家裡或外出旅行都很容易準備。

感覺暖和了，就讓拇指朝向外側，伸直手肘，將身體重量靠向後方。然後再換成手背朝下，同樣將身體重量靠向後方做伸展。

遇到煩心事而感到壓力時，手浴也是很好的舒緩方式。手部有很多神經連接大腦，所以手也被稱為「第二個大腦」。

在每個月那幾天不舒服的日子，利用手浴舒緩不適與壓力，讓自己睡個好覺吧。

055

減緩生理痛的瑜伽姿勢

專治

疲勞　不易入眠　恢復精神　減重　肩頸痠痛　白天嗜睡　寒性體質水腫　皮膚粗糙

POINT

用瑜伽姿勢緩解生理痛。

3個姿勢解開肌肉緊張，促進血液循環。

身體的動作也有放鬆效果。

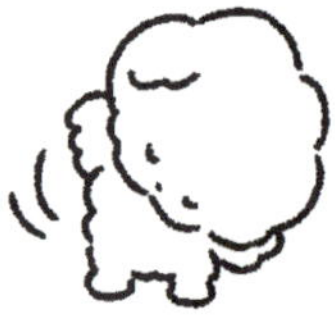

簡單的3個瑜伽姿勢

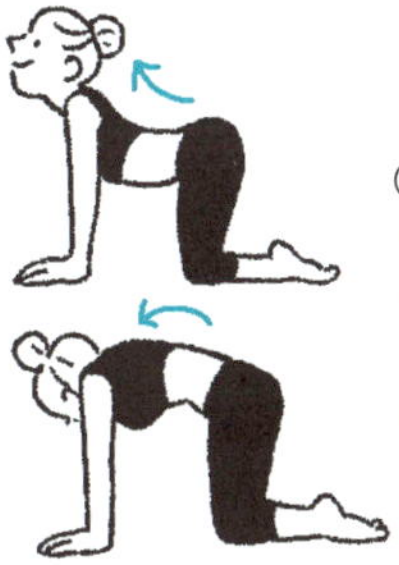

貓式

①手腕在肩膀正下方，膝蓋在髖關節正下方呈四足跪姿。
②吸氣同時背部朝上彎曲，頭抬起，視線微微朝上。
③吐氣同時雙手緊貼地面，肚臍向內縮，背部拱起。
步驟②與③反覆5～10次。

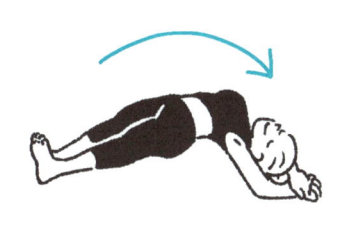

香蕉式

①平躺，兩腳併攏，雙手舉到頭上。
②雙腳雙手朝向身體左側。
③左腳踝放到右腳上，盡力讓右側的臀部貼緊地面。
④左手握住右手腕，伸展身體右側。
⑤換邊進行同樣動作。

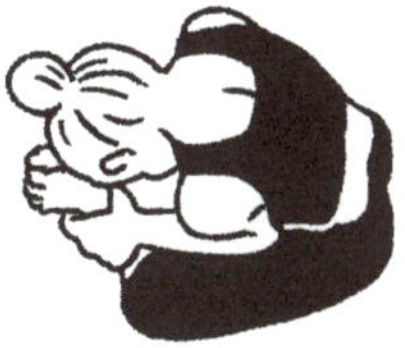

蝴蝶式

①坐在地上，雙腿彎曲，腳底板併攏，將膝蓋向外側放倒。
②腳跟與骨盆稍有距離，身體向前屈。
③閉上眼睛吐氣，釋放身體所有力氣。深呼吸3～5分鐘，然後平躺休息。

3招瑜伽動作鬆開身心緊繃與壓力

當骨盆內血液停滯，生理痛就會更嚴重。**利用伸展運動或瑜伽姿勢，放鬆肌肉緊張，促進血液循環**，能轉換心情、舒緩壓力。

貓式是脊椎骨的運動，可以調整自律神經，使全身放鬆。身體的緊張緩解後，除了能減低生理痛的壓力，也有提升睡眠品質和減輕便祕的良好效果。

蝴蝶式主要是放鬆髖關節，促進下半身血液循環，可以有效改善生理痛，以及調節荷爾蒙的平衡。想要平復興奮心情、生活緊張或沮喪時，也很推薦做這個姿勢來舒緩。

香蕉式是將身體彎成像香蕉一樣，伸展身體側邊。呼吸越深，神經越放鬆。是一個簡單又高效的放鬆姿勢。

056

睡不著就用

肌肉鬆弛法，消除緊張

專治

疲勞｜不易入眠｜恢復精神｜減重｜肩頸僵硬｜白天嗜睡｜寒性體質水腫｜皮膚粗糙

POINT

肌肉鬆弛法
是醫療現場使用的
放鬆方法。

先用力再瞬間放鬆
可以舒緩緊張，
更容易入眠。

睡前進行
可提升熟睡感！

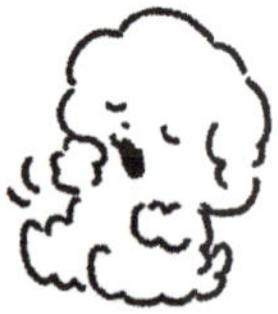

躺著就能做的肌肉鬆弛法

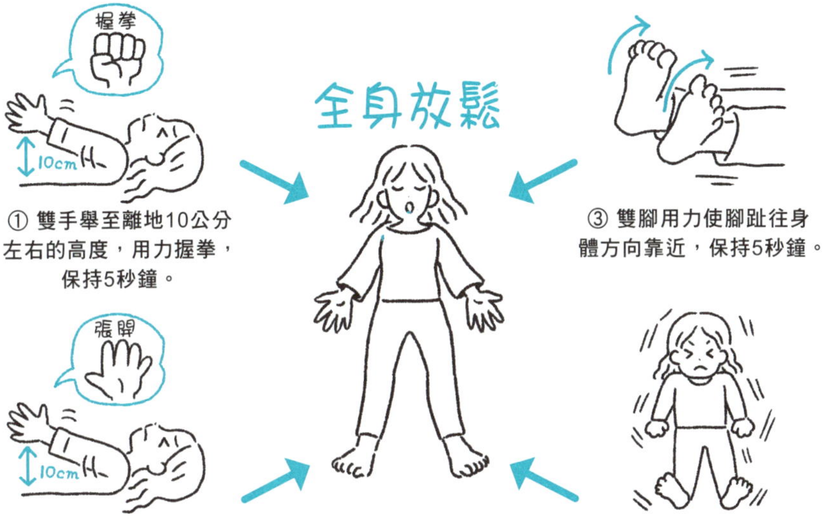

① 雙手舉至離地10公分左右的高度，用力握拳，保持5秒鐘。

② 雙手舉至離地10公分左右的高度，用力張開手掌，保持5秒鐘。

釋放所有力氣

③ 雙腳用力使腳趾往身體方向靠近，保持5秒鐘。

④ 全身出力，保持5秒鐘。

先超級用力，再徹底放鬆！超好用的睡前小技巧

肌肉鬆弛法是常見於醫療現場的放鬆技巧，目的是身心放鬆，減輕不安。後來用以改善睡眠，已被證實有多種效果。**入眠變快、睡眠中斷次數減少、總睡眠時間增加、熟睡感提升等。**因生理痛而翻來覆去時，一定要試試看。

肌肉鬆弛法的流程是，先用力握拳（5秒）→瞬間放鬆（20秒）→感受力氣完全放掉後的狀態。這裡介紹的動作都是躺著就可以進行。請搭配上面的插圖閱讀。

首先兩手用力握拳，然後瞬間放鬆。同樣地用力張開手掌，再瞬間放鬆。接著是兩腳用力使腳趾盡量往身體方向，再放鬆。最後是全身出力繃緊，然後放鬆。**重複以上動作直到身體暖和起來，很快就能睡著了。**

057

失眠也沒關係，輕鬆想著「明天要午睡」就好

專治

不易入眠

POINT

想到不開心的事
而睡不著，
是身體的防禦機制。

睡不著時，
心裡乾著急
只會更睡不著。

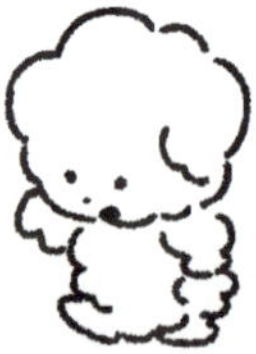

告訴自己：
「明天再午睡就好了。」
切記不要給自己太大壓力。

睡不著的夜晚要這樣做

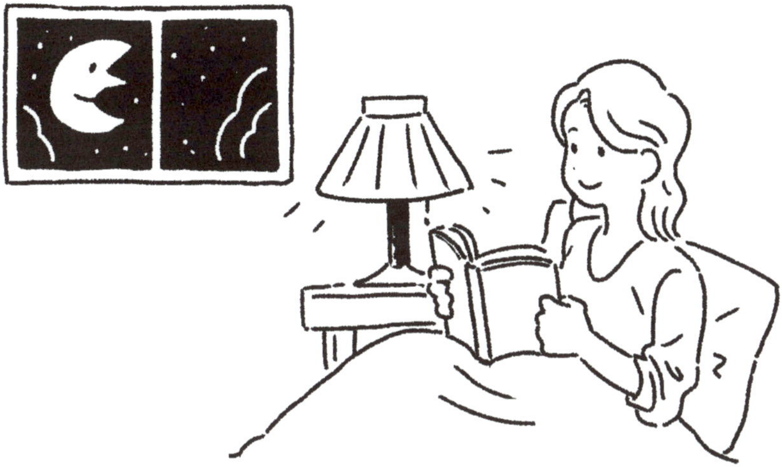

生理期睡不好時，就不要勉強自己睡覺，做一些放鬆的事。

睡不著也不用在意！放鬆才是最好的助眠劑

精神上受到傷害、打擊而睡不著，這種失眠其實並不是壞事。**這是身體的一種防禦機制，讓自己不再執著於不愉快的記憶。**

曾經有研究使用虛擬實境重現交通事故的影像，看過這段影像而睡不著的人，幾天後就不會再感覺壓力。然而，看完影像仍能熟睡的人，十天後光是看到類似的照片，就會出現手心冒汗的壓力反應。

不過，能量會流向我們關注的方向，所以**越是將能量集中在「睡不著」這件事上，就會越強化「睡不著」這個狀態。**

如果在床上躺了30分鐘都還是睡不著，就乾脆起身下床，靜靜等待睡意到來。「沒睡飽的話，明天中午補眠就好。」「今天睡不著，明天再睡也沒關係。」**睡不睡都無所謂的心情，就是放鬆的狀態。**

058

草本茶
是經前症候群的好夥伴

專治

疲勞 | **不易入眠** | 恢復精神 | 減重 | 肩頸痠痛 | 白天嗜睡 | **寒性體質水腫** | 皮膚粗糙

POINT

草本茶最適合緩和經前症候群（PMS）。

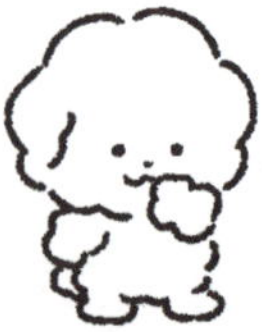

梅醬番茶，感冒也能喝的萬能茶飲。

無咖啡因的熱飲有放鬆效果。

喝無咖啡因的熱飲放鬆

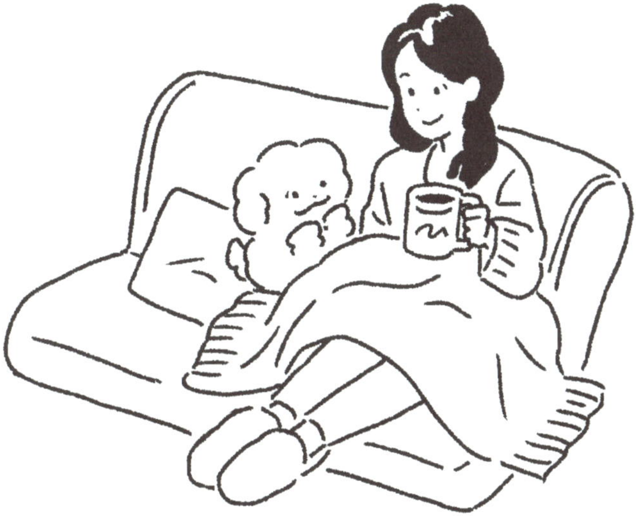

身體暖和，心情就平靜。

經前喝無咖啡因的草本茶，讓自己一夜好眠

因為生理痛而睡不著時，借助無咖啡因的草本茶，讓身體暖和起來，心情也會變得平靜。

香草的種類繁多，其中**覆盆子葉具有調整女性荷爾蒙的效果。**生理期前1週～10天喝覆盆子葉茶，可以減輕經前症候群。洋甘菊也有鎮靜效果，**因荷爾蒙失調引起身體不適或失眠時，不妨喝一杯洋甘菊茶。**

如果是寒性體質或身體微恙的人，我推薦喝梅醬番茶。熱茶中加入梅乾、醬油和薑末，除了經前症候群，感冒初期也能有效舒緩。

當人身體不舒服時，喝點無咖啡因茶飲，讓自己好好放鬆，才能睡個好覺。

059

用芳療舒緩
生理期不適或疼痛

專治

疲勞 | 不易入眠 | 恢復精神 | 減重 | 肩頸痠痛 | 白天嗜睡 | 寒性體質水腫 | 皮膚粗糙

POINT

生理痛的原因是前列腺素。

薰衣草的香味有舒緩疼痛的效果。

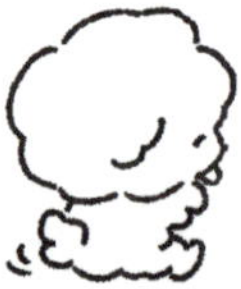

洋甘菊和天竺葵的香味能有效調節生理期不適。

在精油芳香的環繞中沉睡

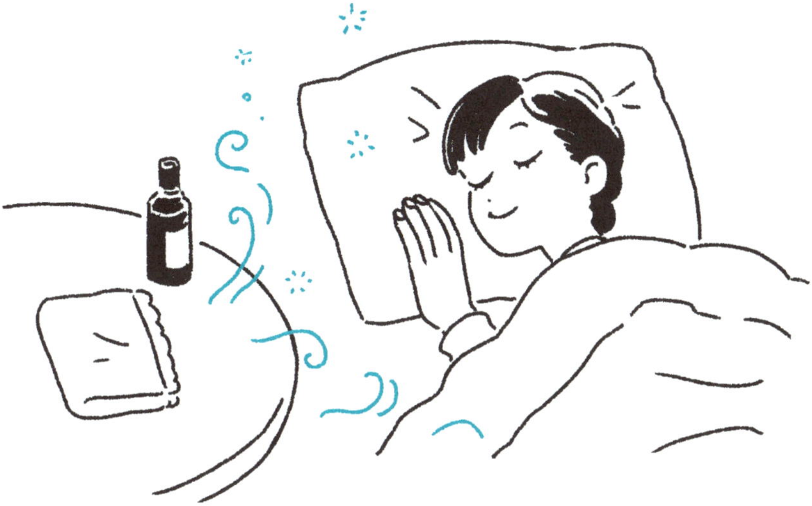

將精油滴在手帕上，放在枕邊。

枕邊放一條香香的手帕，生理期也能超熟睡！

生理痛的主要原因之一，是前列腺素分泌過剩所導致。**生理期中過度分泌的前列腺素使子宮收縮，引起腹痛或腰痛。**前列腺素對腸胃也有收縮作用，所以有些人會感覺想吐或胃脹氣。

解決這些問題的有效對策就是芳香療法。**薰衣草有舒緩疼痛、安定精神的效果，天竺葵可以緩和荷爾蒙失調和緊張情緒，洋甘菊則能減輕各種疼痛**，這些都能有效調節生理期的各種不適。

睡前在手帕或紙巾上滴1～2滴精油，放在枕邊，聞著香氣入眠，身心緊繃感會慢慢解除，整個人放鬆了，自然就能睡個好覺。

060

經期前可以多出門散步，做點日光浴

專治

疲勞　不易入眠　恢復精神　減重　肩頸痠痛　白天嗜睡　皮膚粗糙

POINT

血清素到晚上會變成睡眠荷爾蒙．褪黑激素。

曬太陽促進血清素分泌。

經期前血清素會減少，影響睡眠品質。

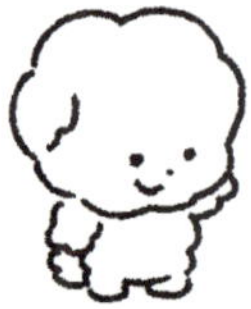

生理期間要盡量出去曬太陽

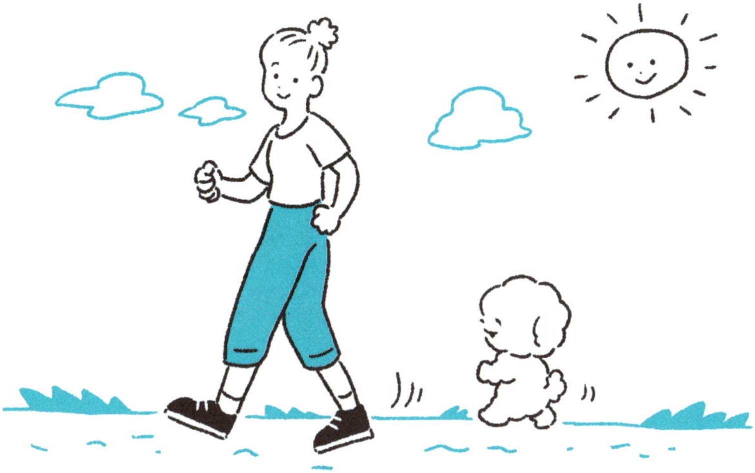

日光浴和健走可以促進血清素分泌。

多曬太陽和健走！讓睡眠荷爾蒙給你香甜好眠

生理期前特別嗜睡，也是經前症候群的症狀之一。

生理期前的高溫期，有幸福荷爾蒙之稱的血清素會減少分泌，血清素也是睡眠荷爾蒙‧褪黑激素的原料。因此，**在血清素減少的生理期前，睡眠品質容易下降，才會造成白天嗜睡的情形。**

我們除了要確保充足的睡眠時間，在白天的生活中，多做一些促進血清素分泌的活動也很有效。曬太陽就會分泌血清素，到了晚上轉變成褪黑激素。

早晨睡醒時，記得把窗簾拉開，曬曬太陽。白天也可以多走到戶外，在陽光下散步。髖關節的運動，能改善骨盆附近的血液循環，有節奏地健走，也會促進血清素分泌。

061

番茄湯能有效調節女性荷爾蒙變化

專治

疲勞 | 不易入眠 | 恢復精神 | 減重 | 肩頸痠痛 | 白天嗜睡 | 寒性體質水腫 | 皮膚粗糙

POINT

GABA是一種胺基酸，能幫助減輕不安和壓力。

生理期間荷爾蒙會失調，體內GABA也會減少。

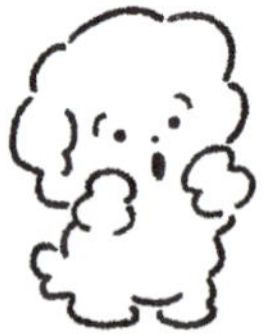

番茄是簡單攝取GABA的好食材。

生理期喝番茄湯攝取GABA

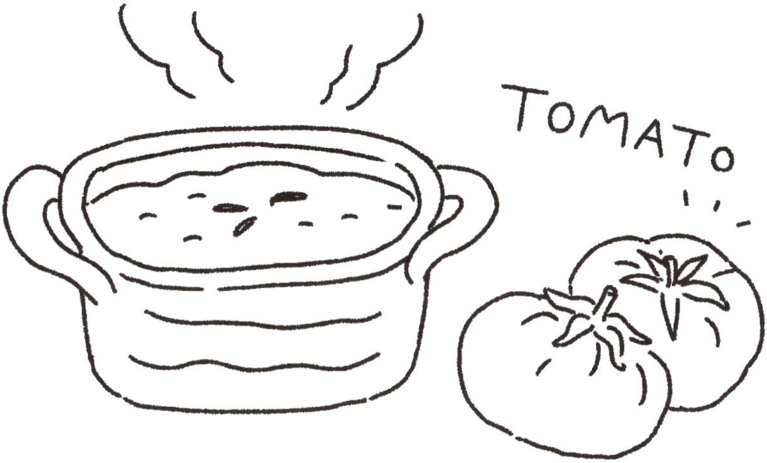

調節女性荷爾蒙的波動，就靠番茄料理的GABA！

GABA是一種胺基酸，有鎮靜大腦興奮，緩解緊張或壓力的功效。

女性荷爾蒙黃體素與GABA有密切關係。排卵後的高溫期，黃體素分泌增加，直到生理期前會下降，GABA也於此同時減少。因此，生理期前容易有不安的情緒，也會造成失眠。

換句話說，**有效攝取GABA就能緩解心情低落或改善失眠。**

能夠輕鬆攝取GABA的食材就是番茄。生理期前應該多吃番茄，經過加熱烹調後味道會更好，也能更有效吸收其所含營養素。做成好消化的湯品或味噌湯都是簡單又有效率的攝取方法，還有茄紅素等抗氧化成分，以及美容的功效。

PART

6

打造放鬆的睡眠環境

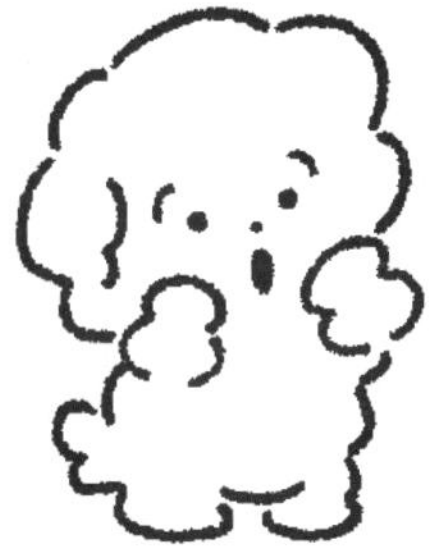

062

合適的枕頭可以
改善肩膀痠痛和頸部皺紋

專治

疲勞 | 不易入眠 | 恢復精神 | 減重 | 肩頸痠痛 | 白天嗜睡 | 寒性體質水腫 | 皮膚粗糙

POINT

合適的枕頭比想像還低。

枕頭的功能是重現站姿。

躺合適的枕頭可以預防打呼、肩膀僵硬，還有雙下巴！

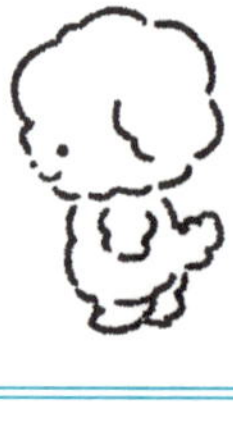

選擇合適的枕頭

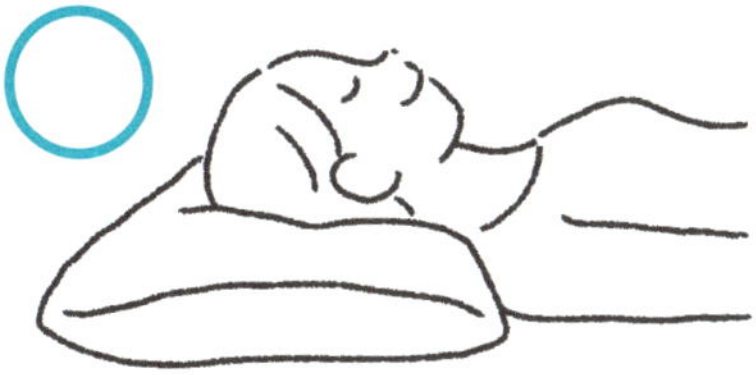

頸部得以伸展，呼吸順暢，
枕頭高度剛好。

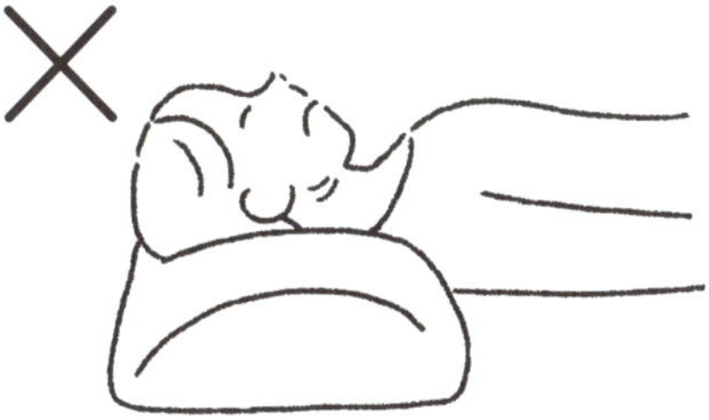

枕頭太高，會壓低下巴，姿勢變得不自然。
可能成為打呼、肩膀僵硬、頸部皺紋和
雙下巴的原因。

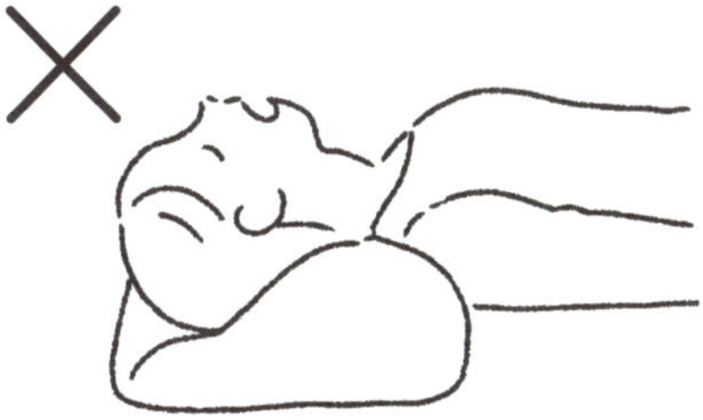

頸部墊得太高，脖子拉太長，
造成頭部向下的姿勢，可能造成疲勞殘留、
肩膀僵硬，以及用嘴巴呼吸。

理想的枕頭比想像還低，選擇身體可以完全放鬆的枕頭高度！

其實，幾乎所有人睡的枕頭都太高了。尤其是頸部皺紋明顯的人，一定是睡高枕。但如果因為擔心皺紋而不睡枕頭，也不對。

剛好合適的枕頭，比我們想像的還低。原本枕頭的功能是，讓我們躺著的時候，可以保持像站著一樣自然的姿勢。所以，我們應該要選擇**平躺時頸部能自然伸展，身體的任何部位都不必出力，讓人達到完全放鬆狀態的枕頭。**枕頭兩側略高、側躺時脊椎和頸部可以保持自然伸直是最理想的。

不合適的枕頭，不僅容易產生皺紋，還會引起頸部僵硬、打呼、雙下巴和法令紋。

前往寢具店諮詢時，盡量穿著領口敞開、像睡衣一樣舒服的服裝。最好找一間能提供床墊軟硬度諮詢的店家購買。

063

旅行或出差也不用怕！
隨手做出浴巾枕頭

專治

疲勞 | 不易入眠 | 恢復精神 | 減重 | 肩頸痠痛 | 白天嗜睡 | 寒性體質 水腫 | 皮膚粗糙

POINT

只要有3～4條大毛巾，旅行在外也能量身訂做自己的枕頭。

大毛巾摺成四等分，配合頸部的彎度調整。

請看解說影片。

▼

毛巾枕的摺法

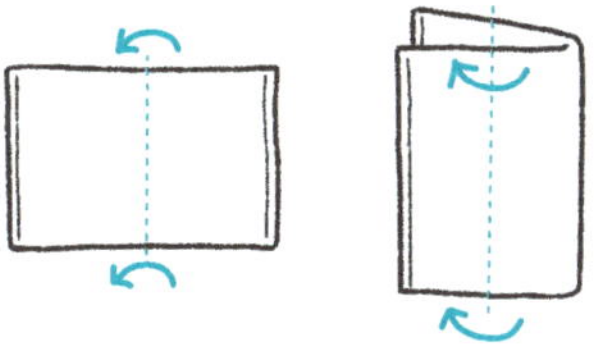

①厚毛巾摺成四折。

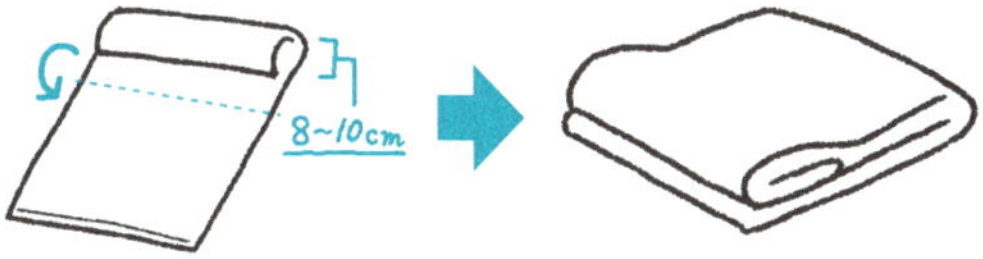

②配合頸部長度，側邊先摺8～10公分，然後再對摺。

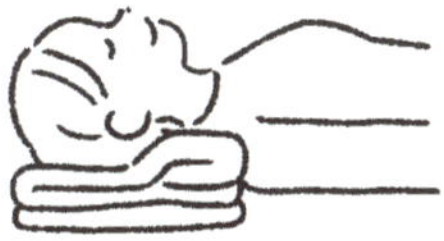

③躺躺看，確認高度。如果太低，再疊一層摺成平面的毛巾，調整高度。

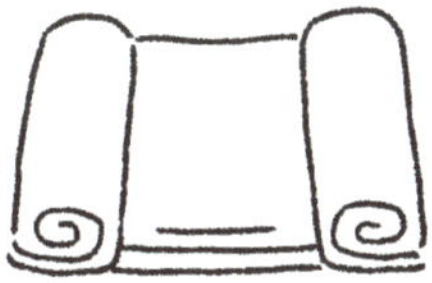

④另外再用兩條毛巾捲成筒狀放在兩側，使中央較低，方便側躺用。

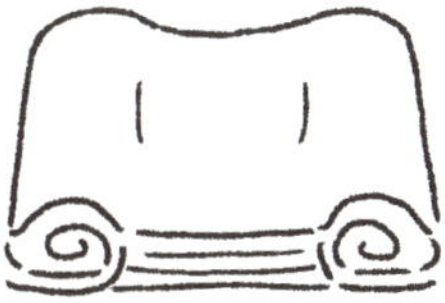

⑤最後再蓋上一條毛巾固定整體。

出門在外也能一夜好眠！量身訂做個人毛巾枕

只要有大毛巾，就能簡單製作一個適合自己的枕頭。

現在要介紹的方法，是我外出旅行時都會做的毛巾枕。飯店枕頭的厚度通常都偏高，睡起來不太舒適，所以出差時我常常自己做枕頭。

除了偶爾換地方睡，或是出差旅行，想要知道適合自己的枕頭高度時，也可以用這個方法，推薦大家都試試看。

需要準備的東西：較厚的大毛巾3～4條（如果比較薄，就需要4～5條），普通毛巾1條。盡量選擇蓬鬆柔軟的毛巾，睡起來才舒服。飯店備品的毛巾如果不夠，側躺用的兩側部分，可以拿房間裡的枕頭替代。

量身訂做的毛巾枕，最符合自己的身體需求，推薦大家一定要親身感受這種舒適。

064

讓人徹底放鬆的
床墊選擇重點

專治

疲勞 | 不易入眠 | 恢復精神 | 減重 | 肩頸痠痛 | 白天嗜睡 | 寒性體質 水腫 | 皮膚粗糙

POINT

選擇床墊
要注意體壓分散性
和翻身的容易度。

偏瘦身材選「稍軟」。
標準身材選「適中」。
較胖身材選「稍硬」。

試躺床墊
要搭配枕頭。

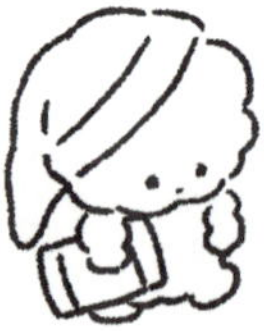

床墊選擇重點

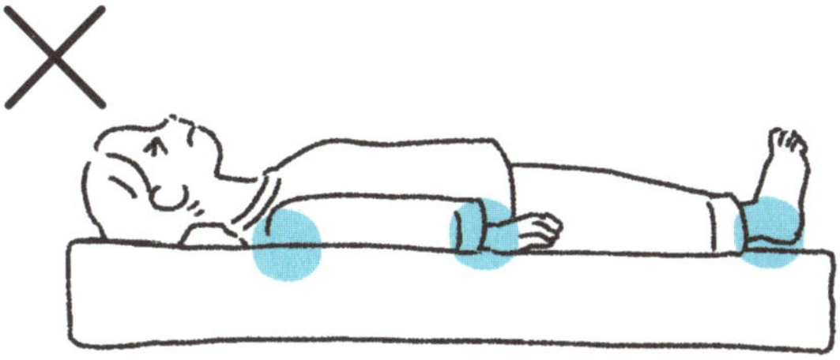

床墊太硬，背部、臀部和
腳跟都會受到壓迫，
無法消除疲勞。

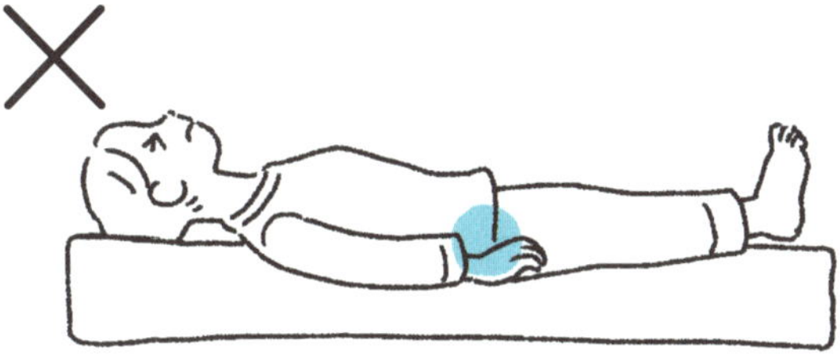

床墊太軟，
臀部下沉造成腰部負擔，
也不容易翻身。

床墊的挑選原則：好翻身、體壓分散

支撐身體的床墊，是寢具當中最重要的一項。**選擇時一定要注意「體壓分散性」與「翻身的容易度」是否平衡。**一般來說，身材偏瘦的人要選「稍軟」，標準體型的人選擇「適中」，偏胖體型的人睡「稍硬」則會比較合適。

體壓分散是指躺在枕頭上時，確認背部及臀部的壓力是否相等。枕頭的有無，會改變身體下陷的程度。若背部和臀部、腳跟的壓力太大，腰部呈現拱起來的懸空狀態，就表示床墊太硬。床墊硬一點，翻身比較容易，但是壓迫感可能會引起腰部或肩膀的疼痛。

臀部的壓力較大，屁股就會往下陷。若感覺腰部有點不適，就表示床墊太軟。

選床墊時，觸感喜好與放鬆感也很重要。**建議穿著類似睡衣的舒適衣物前往，平躺、側躺與是否好翻身，都要一一確認。**

065

選購羽絨被

要留意蓬鬆度

專治

疲勞 | 不易入睡 | 恢復精神 | 減重 | 肩頸痠痛 | 白天嗜睡 | 寒性體質 水腫 | 皮膚粗糙

POINT

羽絨和羽毛不一樣。

建議選購羽絨含量90%以上的輕柔羽絨被。

「蓬鬆度」的數值越高，表示越蓬鬆柔軟。

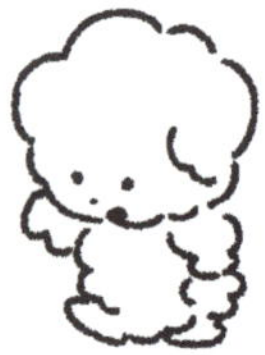

羽絨和羽毛不同

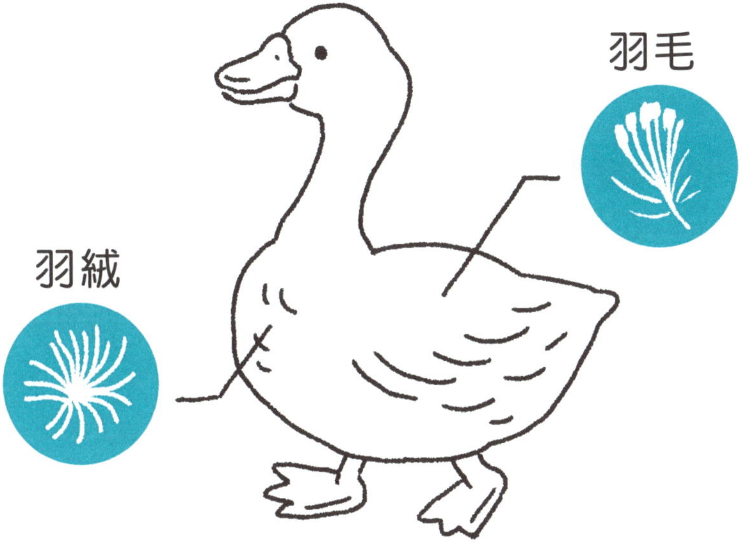

羽絨被的挑選原則：羽絨含量、蓬鬆度

用於寢具的水鳥羽毛有兩種。

分別是像蒲公英的棉絮一般柔軟的「羽絨」，和有梗較硬的「羽毛」。在日本，羽絨含量50％以上的產品方可稱為「羽絨被」，未達50％的則稱為「羽毛被」。**羽毛沒有蓬鬆感，不適合用來做蓋被。**事實上，市售一組一萬日圓的特價寢具，幾乎都是羽毛被。摸起來硬硬的，有些甚至還參雜雞毛，實在不建議購買。**被子最好是選擇羽絨含量90％以上的產品。**

更重要的是羽絨蓬鬆度，指的是1公克羽絨的膨脹程度。每一片羽絨都很大，表示蓬鬆度高，數值越大，品質越高。**蓬鬆係數至少要4百以上才算好。**

我們每天晚上都要用到的羽絨被，卻有著看不見內容物的缺點，建議大家參考以上的選購指標，買到合適舒服的羽絨被。

066

變形塌陷的床墊，可以用毛巾來調整

專治

疲勞　不易入眠　恢復精神　減重　肩頸痠痛　白天嗜睡　寒性體質 水腫　皮膚粗糙

POINT

睡床墊或是薄墊，臀部部分最容易塌陷。

可以用折疊的毛巾調整塌陷部分。

預備更換寢具前的應變措施，以確保睡眠品質。

用毛巾調整塌陷的床墊

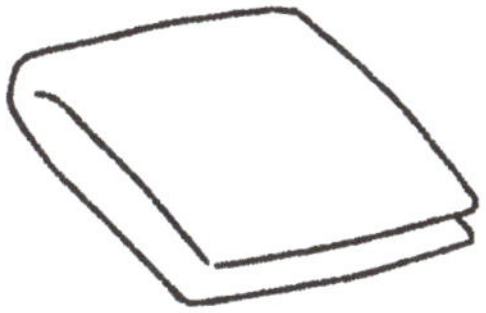

① 擦手用的方巾對摺兩次，斜鋪在塌陷部分。

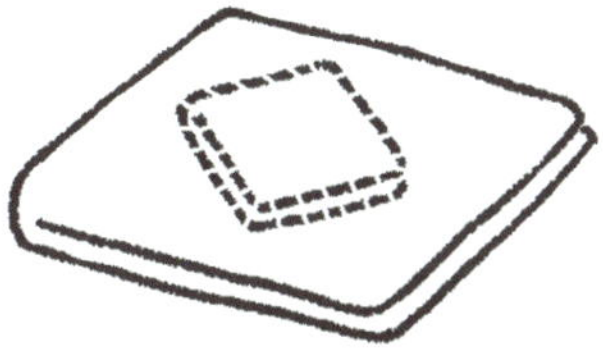

② 再用一般毛巾摺成三折，鋪在①上。

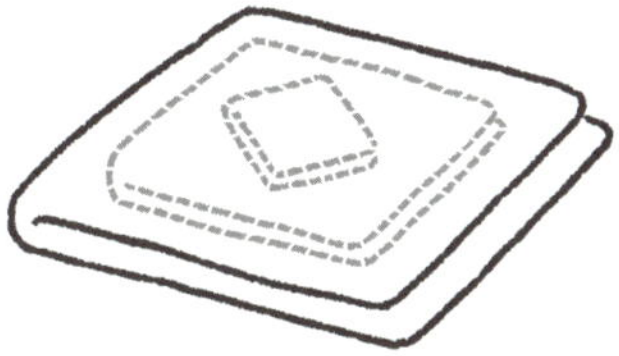

③ 再疊上對摺的大毛巾。

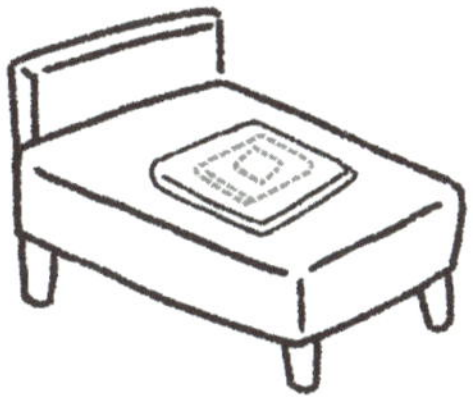

④ 完全平整後，再鋪床單。

用3種毛巾補救變形的床！

早晨睡醒時，如果感覺腰不太舒服，就是床墊塌陷的證據。**臀部到腰部是身體重量負擔最大的部位，所以床墊性能的耗損最快。**

購買新床墊必須花一點時間研究，這段過渡期可以先用毛巾調整。

首先將擦手用的方巾對摺後，鋪在凹陷最多的地方。

接著疊上三摺的一般毛巾，上面再疊兩摺的大毛巾。

用手輕壓看看，**確認與其他地方差不多平整後，再鋪上床單。**

只是花一點小工夫，睡眠品質就好多了。睡覺是每天的事，在寢具還沒換新之前，就先這樣應急處理一下吧。

067

快速更換被單也有密技？

專治

疲勞 | 不易入眠 | 恢復精神 | 減重 | 肩頸痠痛 | 白天嗜睡 | 寒性體質水腫 | **皮膚粗糙**

POINT

床單被套會因為汗水或身上的皮脂而變髒，造成皮膚粗糙。

更換床單被套的頻率：夏天一週一次、冬天兩週一次。

快速換床單的重點是「翻過來」。

更換被套的密技

① 將新被套內面翻出來，平鋪在棉被上。

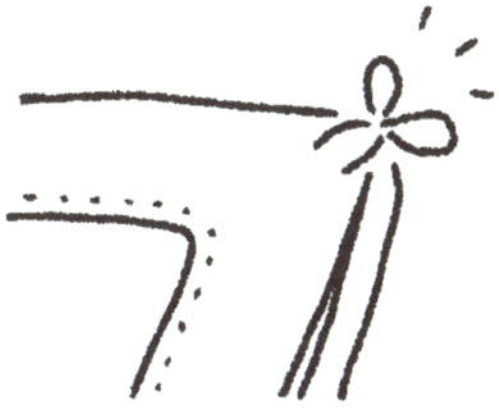

② 繫上防止移位的棉繩。

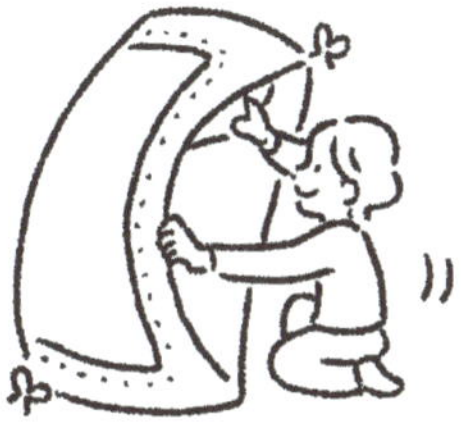

③ 手伸進被套內側，抓住裡面兩角，翻到正面。

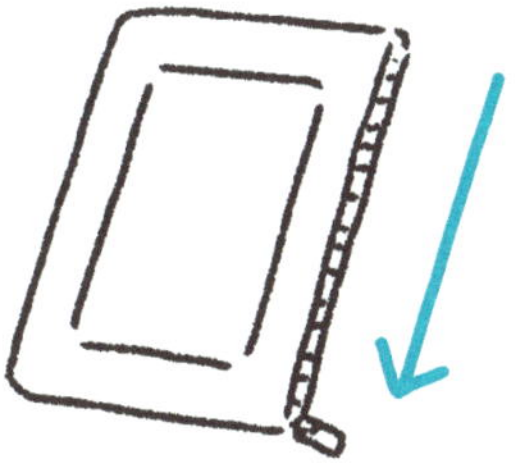

④ 最後拉上拉鍊。

替換被套的超快祕訣：翻過來

床單和被套超過兩星期沒換的人要小心了，**這等於是讓皮脂和灰塵每天晚上都與我們的皮膚接觸。**

睡眠中排出的汗大約是1杯水量，因此床單和被套遠比我們肉眼所見的還要髒。

在不衛生的環境下，塵蟎繁殖迅速，也可能造成皮膚粗糙。所以，**床單和被套應該要經常更換，夏天一週一次，冬天可以兩週一次。**

只是換被套時，總是要鑽進去綁棉繩，真的很麻煩。常常就因為這樣一再拖延，不想去做這件事。

在這裡教大家一個快速換被套的密技，請參考上面的插圖試試看。

068

對付寢具塵蟎，不可以濕著頭髮睡覺！

專治

疲勞 | 不易入眠 | 恢復精神 | 減重 | 肩頸痠痛 | 白天嗜睡 | 寒性體質水腫 | **皮膚粗糙**

POINT

高溫多濕的寢具
是塵蟎的溫床。

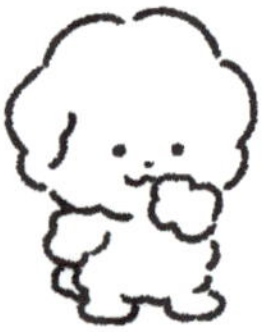

枕套
就像是貼身衣物，
一週應該更換兩次。

寢具乾燥後，
要用吸塵器
除去塵蟎殘骸。

養成寢具防蟎的好習慣

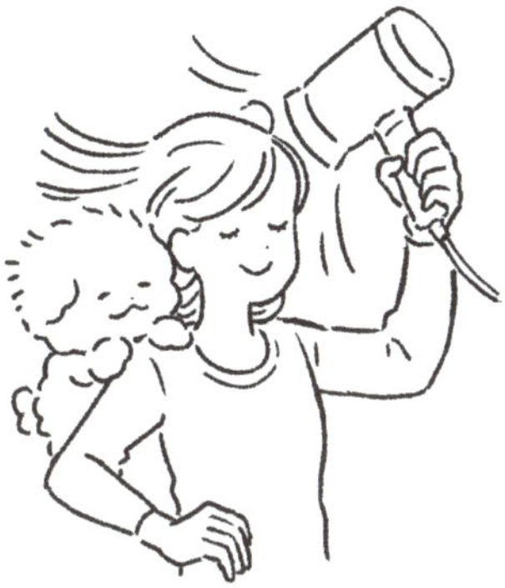

不要濕著頭髮睡覺，一定要吹乾。

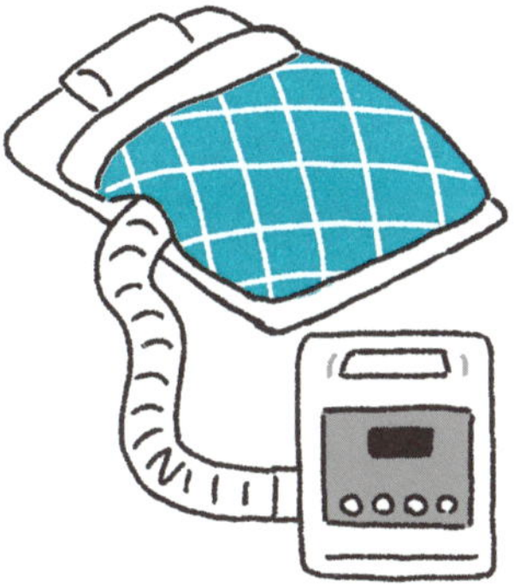

使用棉被烘乾機保持寢具乾燥。

勤勞使用棉被烘乾機、吸塵器，消滅寢具上的塵蟎！

枕套若超過一星期沒更換，可能就會成為塵蟎的溫床。

塵蟎喜歡高溫多濕，溫度20～30度、濕度60～80％是最容易繁殖的環境。我們睡眠時會流汗，因此寢具是塵蟎最愛的地方，繁殖數量可達數萬隻。如果頭髮沒吹乾就睡覺，枕頭內部濕度升高，塵蟎會繁殖得更多。**所以，切記一定要吹乾頭髮再睡。**

臉頰與枕套的直接接觸，就像我們穿內衣一樣，一星期應該要更換兩次。

塵蟎在溫度50度以上，濕度50％以下的環境就會死亡，所以保持乾燥很重要。**起床後，將被子疊在床尾，讓床墊接觸背部汗濕的部分通風涼爽。**建議常用棉被烘乾機和除濕機，乾燥後還要記得用吸塵器將塵蟎殘骸清除乾淨，打造一個舒適的睡眠環境。

069

睡前保持良好通風，提升睡眠品質

專治

疲勞　不易入眠　恢復精神　白天嗜睡

POINT

我們每天有三分之一的時間吸著臥室的空氣。

早晚要通風，夜間開著空氣清淨機睡覺。

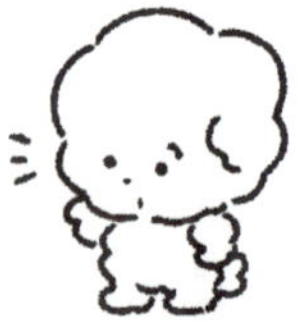

臥室內的二氧化碳減少，隔天專注力更好。

打造好眠環境從乾淨的空氣開始

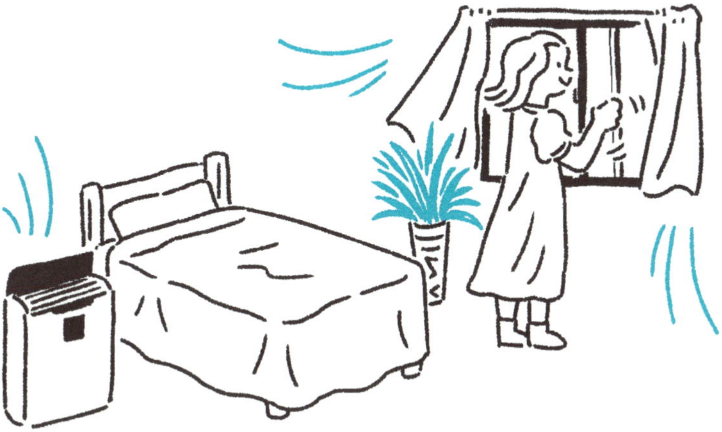

打開窗戶和空氣清淨機，保持空氣清新。

早晚通風＋空氣清淨機 有利於消除疲勞！

食物和飲料等，人一天要攝取的各種物質當中，空氣其實就占了83％。而我們待在臥室的時間大約占一天的三分之一。換句話說，**每天呼吸的空氣，有三分之一是在臥室裡面。**

空氣不乾淨，呼吸就會變淺；呼吸淺，獲得的氧氣量減少，**運行全身的氧氣量不足，疲勞就無法消除。**

丹麥科技大學的實驗發現，光是讓室內通風，減少二氧化碳，就足以提升睡眠品質。這份報告還指出，受試者隔天的精神狀態會變好，白天昏昏欲睡的情況減少，專注力也更高。

寢具和衣服會產生棉絮，空氣中則有花粉和PM2.5等物質，外面空氣中的各種髒汙多少會堆積在臥室，所以應該要**早晚開窗戶通風，睡覺時使用空氣清淨機，保持空氣乾淨清新。**

070

選擇
舒適好眠的睡衣

專治

疲勞　不易入眠　恢復精神　減重　肩頸痠痛　白天嗜睡　寒性體質 水腫　皮膚粗糙

POINT

睡覺時
要穿的是睡衣，
不是家居服。

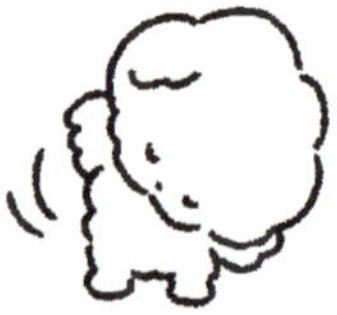

吸濕性佳、
寬鬆、觸感柔軟，
都很重要。

符合季節的保暖度
取決於
質料和設計。

不同季節的睡衣

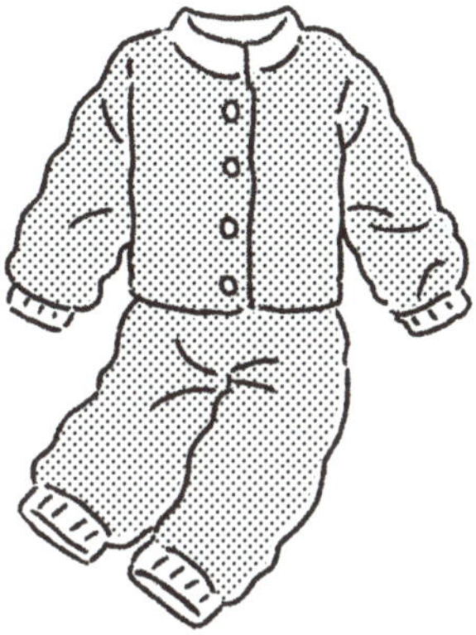

冬天的睡衣要選較厚質料，
領口、袖口以及褲腳有收緊設計。

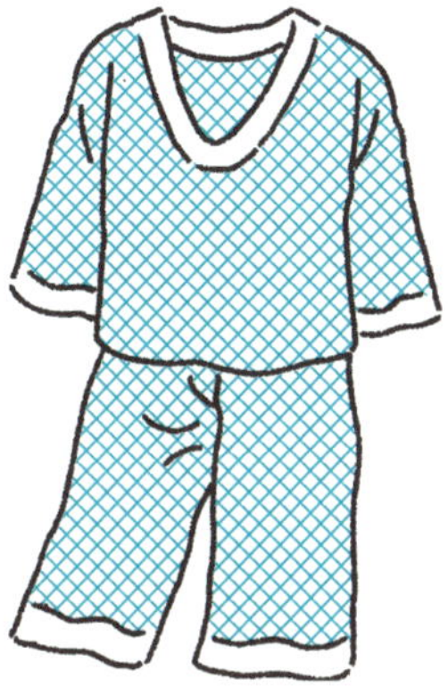

夏天的睡衣要選輕薄質料，
領口敞開，袖口及褲腳寬鬆的設計。

穿著天然質料的睡衣，就能好好放鬆

適合穿著睡覺的衣服，不是居家服，而是睡衣。質料柔軟，車縫邊的粗糙感少，穿在身上就會讓人很放鬆。

質料最好是**使用純棉或純絲、有機棉，觸感柔軟的平滑針織布或二重紗**。夏天穿不黏身的楊柳布或泡泡紗、二重紗是最舒服的，選購時不妨閉上眼睛，單純憑觸覺感受，找到最能讓自己放鬆的質料。

吸濕排汗度良好也是睡衣挑選重點。因為我們睡覺時會出汗，所以材質一定要能吸汗又不悶熱。再來是**尺寸要寬鬆，翻身的時候才不會拉扯背部或肩膀**。

也要**配合季節注意保暖**。冬天選擇較厚的布料，領口、袖口和褲腳要能收緊，這樣才可以保暖好眠。夏天則要選輕薄的質料，領口敞開、袖子和褲腳寬鬆容易散熱。

071

遮蔽光線的刺激！
想要熟睡，就戴眼罩

專治

疲勞　不易入眠　恢復精神　減重　肩頸痠痛　白天嗜睡

POINT

戴眼罩睡覺可提升記憶力、專注力。

晚上睡覺建議使用頭戴式眼罩。

可以依個人尺寸調整長度的眼罩最好。

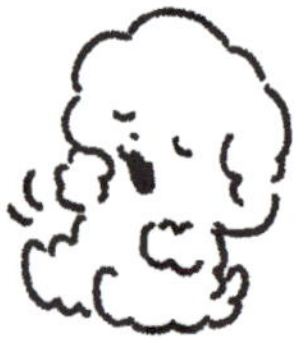

眼罩分成兩種

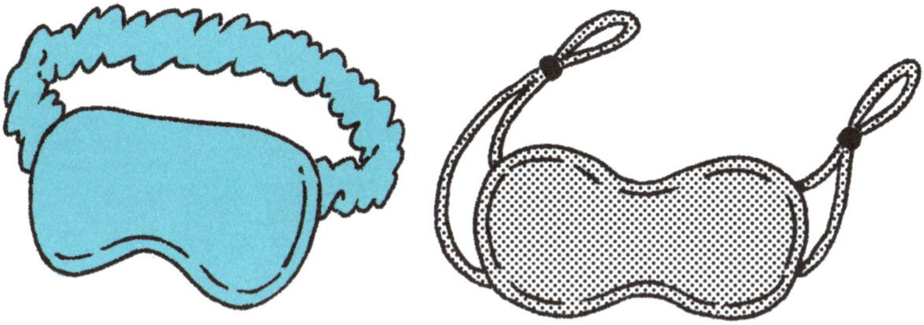

晚上睡覺用頭戴式，小睡片刻用耳戴式。

戴眼罩睡覺，就能提升睡眠品質和記憶力！

睡眠時，周圍昏暗的環境比較容易熟睡。這是因為**睡眠荷爾蒙褪黑激素在越暗的環境會分泌越多。**

英國的研究發現，戴著眼罩睡覺，隔天的記憶力和專注力都會提高。為了能熟睡，我建議大家不妨試試戴眼罩。

眼罩有兩種，一種是繫帶固定在頭部後方的頭戴式，另一種是鬆緊帶固定在耳朵的耳戴式。**頭戴式較能服貼在臉上，不容易漏光。**耳戴式容易穿脫，適合午睡或閉目養神。無論哪一種，**只要能依照自己的尺寸調整，戴起來舒適就可以。**

我與家居賣場CAINZ合作監製的眼罩產品「眼睛棉被」，質地像棉被一樣蓬鬆柔軟，兩種戴法都有，遮光性佳，在此也提供大家參考。

072

把臥室收拾乾淨，心情和睡眠都會變好

專治

疲勞　不易入眠　恢復精神　減重　肩頸痠痛　白天嗜睡　慢性體質水腫　皮膚粗糙

POINT

凌亂的臥室
會讓好眠遠離。

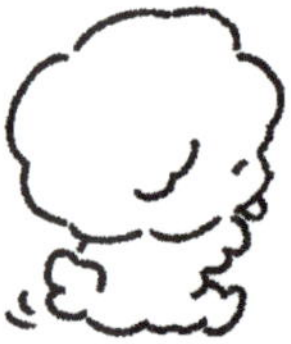

睡前1分鐘，
只有一個地方也好，
收拾一下臥室吧。

起床後疊好棉被、打開窗戶，
房間和心情
都會煥然一新。

睡前收拾臥室，只整理一個地方也沒關係

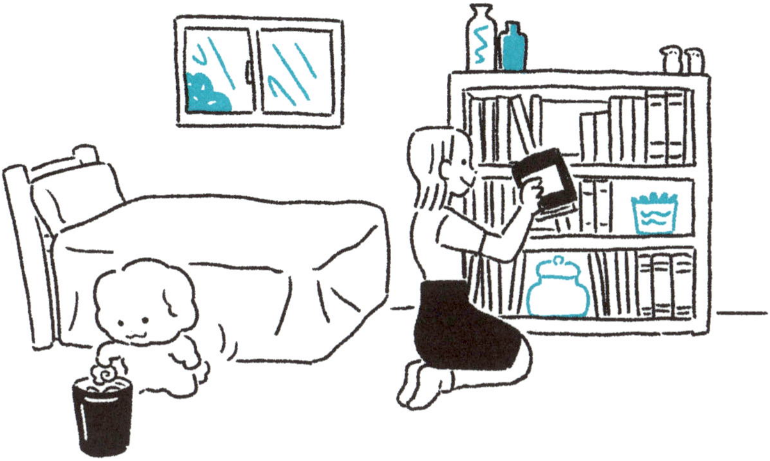

睡前花1分鐘整理房間，就能睡得更好，心情更放鬆

房間裡堆滿東西，早上睡醒或是下班回家，**看到這樣亂七八糟的房間，自我肯定感和幸福感都會下降。**房間髒兮兮又亂糟糟，到處都有雜物。這樣的景象就像是在數落自己一無是處。

如果**再加上沮喪失落、焦躁不安等負面情緒，那真是睡眠的大敵了。**

就算在亂七八糟的房間能睡著，也一定不是「好的睡眠」。因為房間裡的灰塵和濕氣，無法讓人真正放鬆，只好放任無能的自己睡下去，這是逃避現實型的睡眠。

不如在睡前花1分鐘，至少把床鋪周邊收拾一下。

早上醒來先把棉被疊好、枕頭放好，打開窗戶通風。只要一點小改變，就能每天舒舒服服地睡覺了。

073

一起睡得好，感情才會好！

雙人床墊的選擇

專治

疲勞　不易入眠　恢復精神　減重　肩頸痠痛　白天嗜睡　寒性體質水腫　皮膚粗糙

POINT

兩人睡的床鋪尺寸至少要標準雙人床以上。

單人加大尺寸對兩人來說太窄。

伴侶的動作或打呼聲都是淺眠的原因。

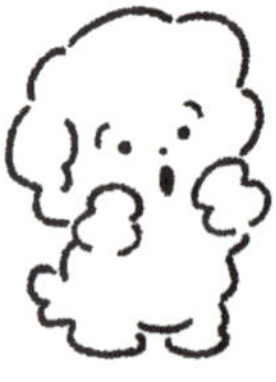

兩人睡的床墊寬度要夠大

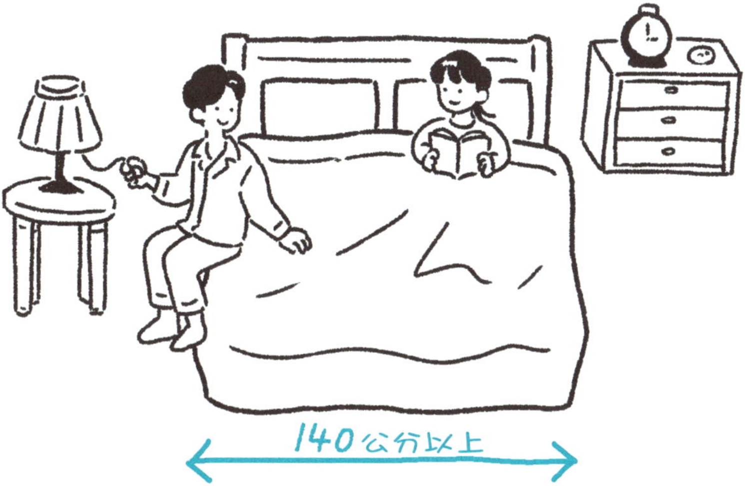

床墊寬度建議要140公分（標準雙人）以上。

兩人睡的床墊寬度要140公分以上

結婚後變得容易失眠……有這樣困擾的人，其實滿多的。

原因在於兩個人同睡一張床。對方身體一有動靜，或是打呼，甚至是體溫，都會讓人很在意，被子拉來拉去，各自偏好的溫度不一樣……其實一人睡一張床是最理想的，**如果要一起睡，就要選寬度140公分以上的雙人床尺寸。**若是120公分的單人加大尺寸，要兩個人整晚睡在一起實在太窄了。

床墊類型以**低震動的獨立筒彈簧床，或是上層為低反發記憶床墊**為佳。

許多夫妻新婚時期會睡在一起，有孩子以後就分開睡，最近有些人則是從一開始就分床睡，有的甚至連房間都是分開。

大家都可以依據自己的生活型態，與伴侶一起打造舒適的睡眠環境。

074

即使想要窩在一塊，寵物還是自己睡比較好

專治

疲勞　不易入眠　恢復精神　減重　肩頸痠痛　白天嗜睡　皮膚粗糙

POINT

跟寵物一起睡，
翻身會受限，
造成睡眠品質下降。

毫無顧慮地翻身，
寵物自然會
回自己的窩。

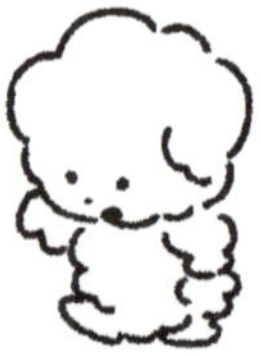

若要一起睡，
就要選大尺寸的床墊，
並且隨時保持清潔。

避免與寵物同睡一張床

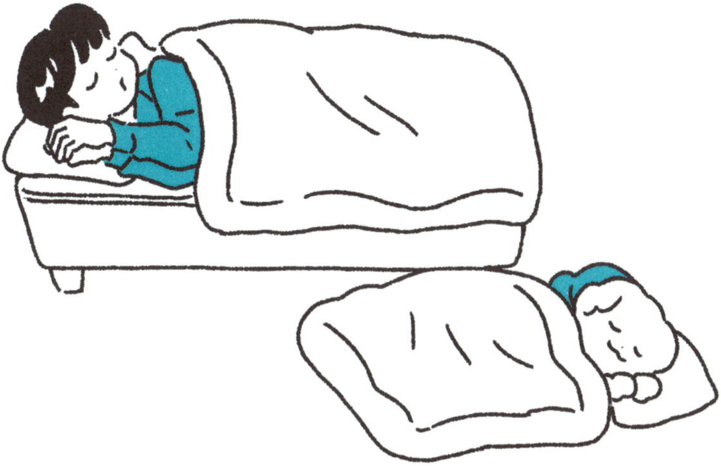

不必顧慮寵物，儘管翻身！以飼主的睡眠為優先，彼此才能幸福

和寵物一起睡雖然很療癒，但飼主的睡眠品質確實會下降。寵物的叫聲或催促餵食的動作，都會使睡眠中斷，翻身動作也變得有所顧慮。

我們在睡眠中無意識進行的翻身，其實是有活動筋骨、消除疲勞、促進血液及淋巴循環、調節體溫都等功能。

我自己也養貓，當初興沖沖地睡在一起，結果整個晚上我的身體都不敢亂動。後來因為開始腰痛，我也管不了那麼多，想翻身就翻身，貓便回去睡自己的床了。雖然心裡有點捨不得，但晚上睡得比較好之後，腰痛也漸漸消失了。

無論如何都想跟寵物一起睡的話，就要換一張可以自在翻身的大床。還有，床墊容易成為塵蟎和跳蚤的溫床，要時常用除蟎床鋪吸塵器清潔，床單被套也要常清洗，保持乾淨的空氣。

075

避免身體痠痛的

側睡祕訣

專治

疲勞　不易入眠　恢復精神　頭痛　肩頸痠痛　白天嗜睡　寒性體質 水腫　皮膚粗糙

POINT

側睡容易造成手臂、肩膀、腰部的負擔。

利用抱枕減輕負擔，也可以拿靠枕或毛巾代替。

抱枕不必整晚使用。

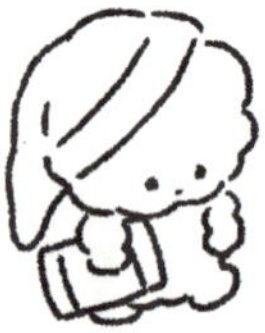

側躺睡姿的注意要點

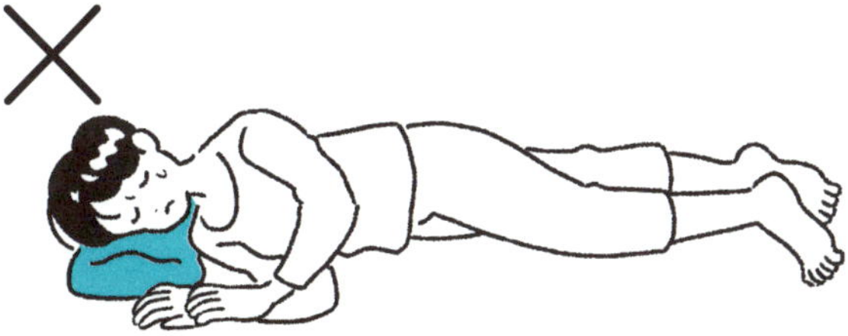

單純側躺，對手臂、肩膀、腰部都會造成負擔，呼吸也會變淺。

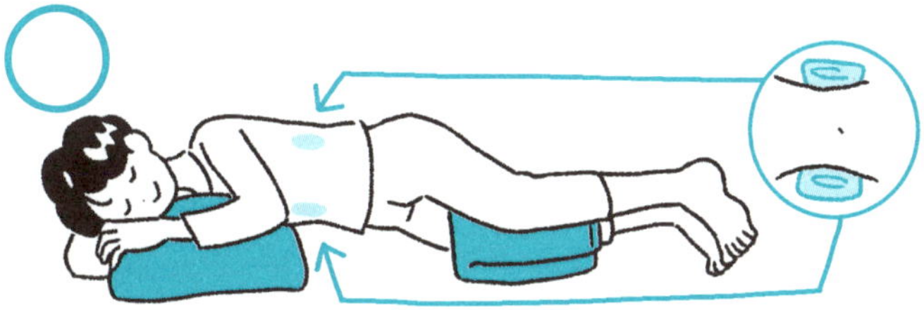

大毛巾對摺並捲成橢圓形（兩個），放在腰部兩側最凹處，再用內衣或肚圍固定。

手臂放在靠枕上，分散重量。

大毛巾對摺用膝蓋夾住，支撐關節。

側躺時，用毛巾和靠枕支撐手臂・腰部・腿部

睡覺習慣側躺的人，大約占人口一半。

側躺時，位於上側的手臂和肩膀重量，會壓迫胸部，造成呼吸變淺，背部的肌肉因為支撐而無法放鬆。還有，腿的重量對關節和肌肉的負擔，以及身體的扭轉對腰部的負擔。**習慣側躺的人，可以使用抱枕來分散身體的重量，就能放鬆睡個好覺了。**

選擇抱枕時，**手臂靠著的部分要厚一點，兩腿夾住的部分要薄一點，這樣就會是很自然的側躺姿勢。**

上面插圖所介紹靠枕或毛巾的替代方法，家裡沒有抱枕的人可以試試看。

不過，**抱枕是輔助入眠的東西，沒有必要整晚都抱著。**「醒來時發現掉在地上」才是正確的使用方法。也可以加上頭部的靠枕一起使用。

076

小夜燈也不要！

睡覺時，零照明才是最理想

專治

疲勞　不易入眠　恢復精神　減重　肩頸痠痛　白天嗜睡　寒性體質水腫　皮膚粗糙

POINT

開著小夜燈睡覺，會使肥胖率上升。

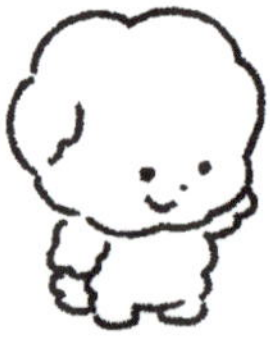

照明全部關掉，越暗越能熟睡。

怕黑的人可以使用踢腳燈，光線不會直射眼睛。

營造光線不易入眼的環境

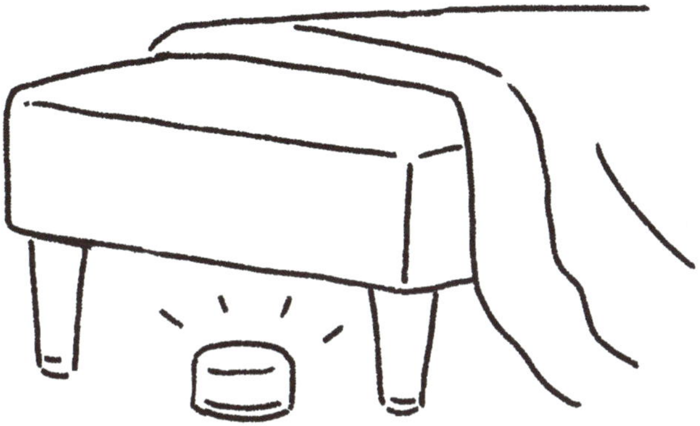

如果怕黑，就使用踢腳燈。

全暗是最佳睡眠環境！如果必須有一點光線，就用踢腳燈

「要開小夜燈睡覺的人，肥胖率比不開燈的人高2倍。」這份研究報告來自奈良縣立醫科大學。

睡眠荷爾蒙褪黑激素在黑暗的環境更容易分泌，燈光的刺激會使睡眠變淺，結果造成睡眠不足，促進食欲的荷爾蒙增加。**睡覺時應該關熄所有燈光幫助熟睡，也減少肥胖的風險。**

就算沒有照明，透過窗簾照射進來的光線、或電器運轉的亮燈也都能隱約看到房間的狀況。全暗的環境容易使人不安，但其實一般生活中很少有完全黑暗的狀況，大家大可放心習慣黑暗。

不過，**一時無法接受在全黑環境睡覺的人，可以先改用踢腳燈。**燈光沒有直射眼睛，比較不會阻礙褪黑激素分泌。

077

夏天冷氣開25～28度，穿長袖長褲防止睡覺著涼

專治

疲勞	不易入眠	恢復精神	減重	肩頸痠痛	白天嗜睡	寒性體質水腫	皮膚粗糙

POINT

炎熱夜晚的好眠祕訣就是開冷氣，但不要著涼。

長袖長褲的睡衣，是冷氣開整晚的最好解方。

蓋毛巾被時，以室溫27度為宜。若是蓋棉被，建議室溫維持在25度。

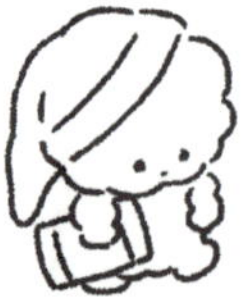

夏天的好眠生活

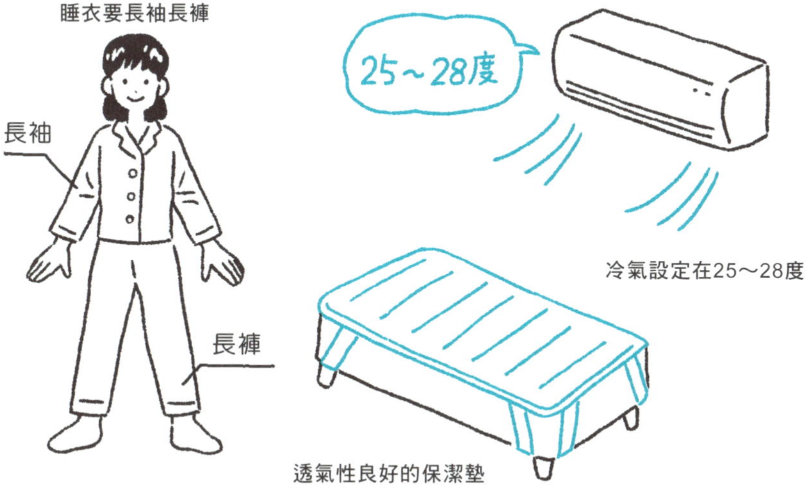

在冷氣房睡覺要穿對衣服，避免著涼又淺眠

「整天吹冷氣，身體很不舒服。」有些人不愛吹冷氣，覺得不舒服的原因應該是睡覺著涼了。**只要在冷氣房穿對衣服，炎熱的夜晚也能睡個好覺。**

首先是穿長袖長褲的睡衣，冷氣就不會直接吹到身體。然後再加上毛巾被或涼被，把空調設定在適中溫度。**穿睡衣可使身體周邊空間的溫度穩定，防止著涼，安心舒服地一覺到天亮。**

怕冷的人可以再加上長袖內衣或肚圍、襪套，設定合適的室溫，應該就能熟睡了。

為預防中暑，室溫應該設定在28度以下。**如果是蓋毛巾被、二重紗被、薄棉布毯，室溫設定在27~28度。若是蓋涼被，可以設定25~26度。**如果同時有透氣性佳的保潔墊，室溫稍微高一點，背部也不會悶熱，可以一夜好眠。

078

冬天暖氣開18～23度，背部和腹部都要保暖才能好眠

專治

- 疲勞
- 不易入眠
- 恢復精神
- 減重
- 肩頸痠痛
- 白天嗜睡
- 寒性體質水腫
- 皮膚粗糙

POINT

在寒冷的房間睡覺，睡眠會變淺，還有高血壓和肺炎的風險。

一夜好眠的祕訣是整晚開暖氣，搭配加濕器。

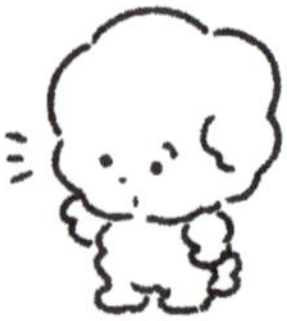

與其蓋兩件被子，溫暖的鋪墊更能提升保溫性。

冬天的好眠生活

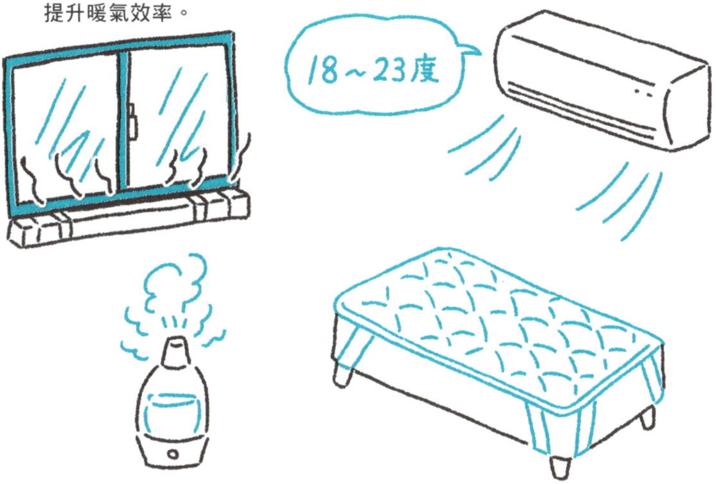

窗戶貼隔熱紙，或是安裝窗下電暖機，提升暖氣效率。

暖氣設定在18～23度

加濕器開一整晚

床墊鋪保暖墊

冷空氣會積聚在地面，背部保暖和窗戶隔熱就能舒服熟睡

冬天睡眠的重點是室溫保持在18度以上。這是世界衛生組織（WHO）建議的溫度。有研究報告指出房間太冷，會造成淺眠，增加高血壓或肺炎的風險。**冬天暖氣開一整晚，為防止乾燥，應該要搭配加濕器。**

房間裡的溫暖空氣來到窗邊會被冷卻，所以要加強窗戶的隔熱，以提升暖氣效率。使用雙層玻璃是最理想的，也可以貼隔熱紙，或是裝窗下電暖機來改善。

比較好的保暖方法**不是蓋兩件被子，而是要使用溫暖的鋪墊，提高保溫性**，因為冷空氣會下沉積在地面。尤其是肌肉量較少的女生，只要確保背部溫暖，全身都會暖起來。脊椎附近的皮下組織較薄，這邊保暖不夠，全身都會覺得冷。容易便祕或頻尿的人，可以利用肚圍來溫暖腹部。

PART

7

釋放心靈和身體的壓力

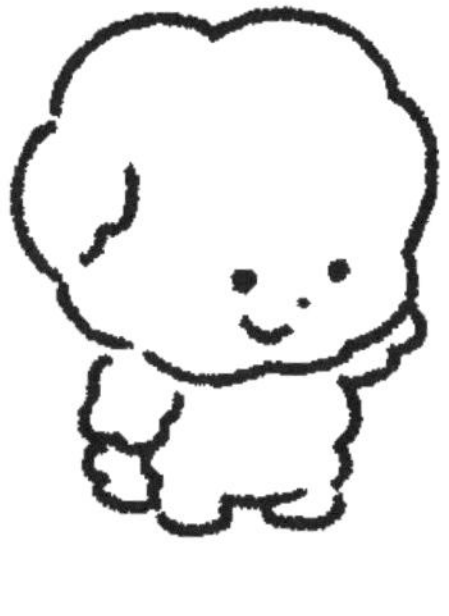

079

醒來全身舒暢，幫助睡眠的五種精油

專治

疲勞 | 不易入眠 | 恢復精神 | 減重 | 肩頸痠痛 | 白天嗜睡 | 寒性體質水腫 | 皮膚粗糙

POINT

手帕上滴一點精油，放在枕邊就能一夜好眠。

尤加利和薄荷幫助早晨清醒。

夏天要好眠可以用薰衣草與薄荷。

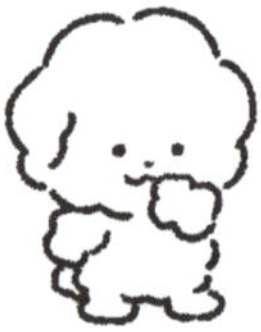

不同功用的香草

薰衣草

深層放鬆、安眠

天竺葵

穩定情緒、
調整女性荷爾蒙

尤加利

緩解鼻塞、深層呼吸

佛手柑

幫助入眠、一覺到天亮

薄荷

清醒、恢復精神

配合心情和時間使用精油，幫助安眠＆恢復精神

精油的種類繁多，其中用途最廣、最容易上手的有**薰衣草、天竺葵、佛手柑、尤加利及薄荷這幾種**。

佛手柑和薰衣草一樣，是助眠效果最好的精油。伯爵茶的香味就是來自佛手柑，是甘甜的柑橘類香氣。根據實驗報告，佛手柑的香味能使受試老鼠加快入眠，睡眠時間更延長了45％。

天竺葵是花香，可以調節女性荷爾蒙。

有清涼感的**薄荷和尤加利**，單方適合早晨或白天使用。與鎮靜系的精油調和成複方，可以在想要鎮定焦慮，或是感冒、花粉過敏時，幫助入眠。有降低體感溫度效果的薄荷，是夏天助眠的香氣。單方是提神效果，加1滴薰衣草或天竺葵，就會變成使人放鬆的香氣，更容易入眠。

080

在床上滑手機 是好眠的大敵

專治

疲勞｜不易入眠｜恢復精神｜減重｜肩頸痠痛｜白天嗜睡｜寒性體質水腫｜皮膚粗糙

POINT

睡前看手機，
睡眠品質下降，
隔天更想睡。

不僅大腦疲勞，
心情也不穩定。

如果要設鬧鐘，
手機盡量
放在遠處。

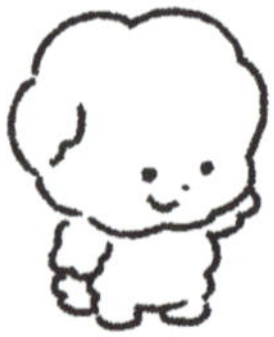

睡前在床上滑手機，身心都疲勞

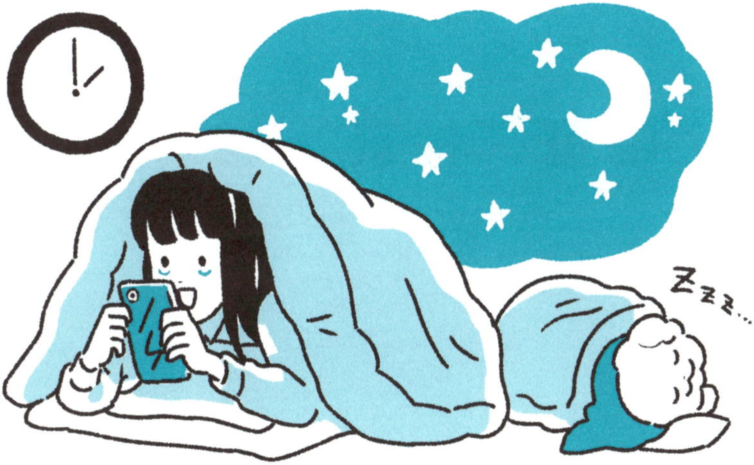

「在床上滑手機」絕對NG！手機盡量放遠一點

戒不掉「躺著滑手機」的人要小心！**光的刺激會使生理時鐘延遲，造成不易入眠，睡眠不足。**研究指出，在床上滑手機而睡眠不足的可能性是一般人的2倍以上，睡眠品質會嚴重下降超過一半，隔天嗜睡程度也是其他人的3倍以上。

滑手機會使大腦分泌一種叫做多巴胺的快樂物質，很容易令人上癮。明知道隔天必須早起，卻無法放下手機，或是看到手機低電量就會焦慮不安，很可能是手機上癮了。

手機上癮的人，會因為資訊量過多造成壓力而使大腦疲勞，導致記憶力和判斷力下降，對任何事都提不起興趣等，精神狀態也不穩定。同時還有姿勢不良、肩頸僵硬、肌肉痠痛、直頸、眼睛疲勞、視力減退等風險。

用手機設定鬧鐘的人，盡量放遠一點，預防二度入睡。**睡覺時就不要再帶著手機了。**

081

喝酒、抽菸、咖啡因
都要盡量避免

專治

疲勞　不易入眠　恢復精神　減重　肩頸痠痛　白天嗜睡　寒性體質水腫　皮膚粗糙

POINT

少量酒精
也會影響睡眠品質。

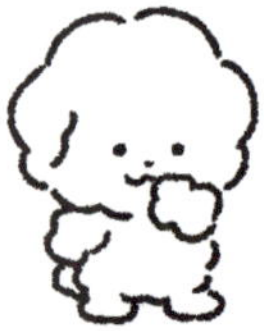

咖啡因
效果達4～7小時，
一定要小心。

能量飲料、綠茶、
紅茶和可可亞，
也都有咖啡因。

妨礙睡眠的3種嗜好

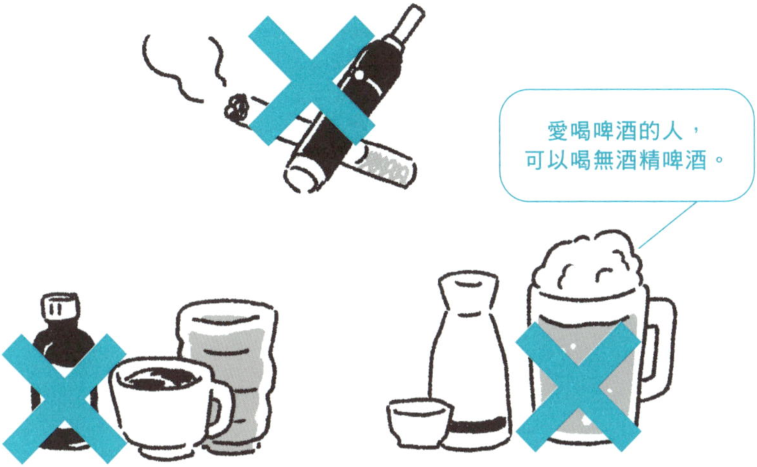

嘗試減少喝酒、抽菸、咖啡因時，先減分量，再減次數。

少量酒精也是睡眠的大敵！香菸和咖啡因，晚上都要避免

酒精對睡眠一點好處也沒有。

喝多的時候會很快睡著，但到了睡眠後半段，酒精的分解會刺激交感神經，讓人醒過來。另一方面，少量小酌反而會造成入睡困難，而且睡眠時間變長。

喜歡喝啤酒的人，可以試試無酒精啤酒。除了沒有酒精的影響，啤酒花含有GABA，其放鬆作用能提升睡眠品質。

香菸和咖啡因也是晚上不該攝取的東西。香菸的提神作用會持續1小時以上，所以睡前2小時就不要再抽菸了。

一天抽菸的支數越多，失眠的機率就越高。而咖啡因的提神作用大約會持續4～7小時，除了咖啡，綠茶、紅茶、能量飲料、可可亞等也含有咖啡因，平時應該都要注意。

082

大自然的聲音和慢節奏音樂
讓人舒服入眠

專治

不易入眠

POINT

睡前聽些節奏緩慢的音樂，讓呼吸平穩下來。

自然音的1／f波動可以使人放鬆。

古典名曲也有安眠作用。

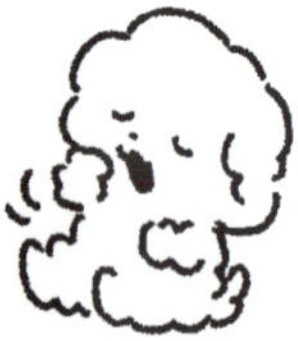

聽音樂讓心靈平靜

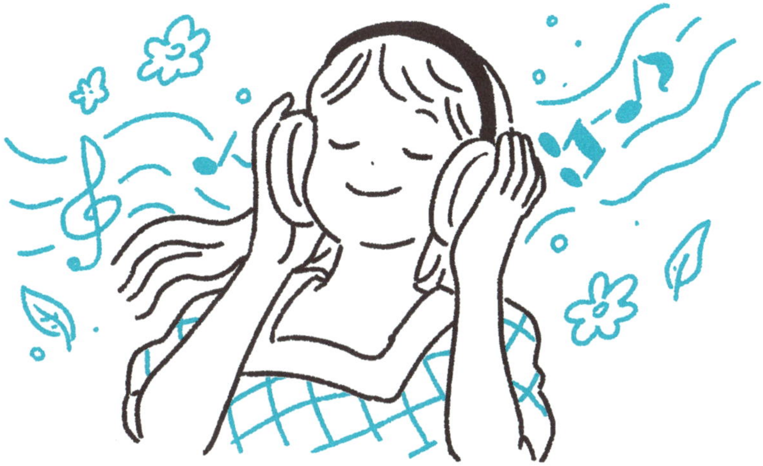

睡前聽一些舒服放鬆的音樂。

用舒緩心情的「1／f波動」當睡前音樂！

睡前要**讓心神安定，可以聽療癒音樂。**就寢前的音樂選擇，基本就是慢節奏、無歌詞。如果有歌詞，就會刺激大腦中掌管理解語言的語言區，頭腦會更清醒。還有，呼吸的節奏會跟隨音樂，所以要聽慢節奏的樂曲，呼吸自然趨於緩慢，讓人放鬆下來。

其中有**所謂的「1／f波動」，這是一種在規律與隨機之間取得平衡的聲波節奏，據說有強烈的放鬆效果。**海浪聲或河川的流水聲、蟲鳴、雨聲、心臟跳動等都包含在內，能給人舒適感，達到療癒的效果。

聽古典名曲也常見這類α波的波動，例如布拉姆斯或蕭邦的《搖籃曲》、巴哈的《G弦上的詠嘆調》等。睡覺時播放自己喜歡的音樂，舒服地進入夢鄉吧。

083

睡不著的夜晚，
眺望星空放鬆心情

專治

不易入眠

POINT

眺望夜空可使副交感神經占優勢，有助於入眠。

看遠處時瞳孔收縮，自然就感覺放鬆。

看不到夜空的人，可以選擇家用型星空投影機。

眺望星空，心情放空

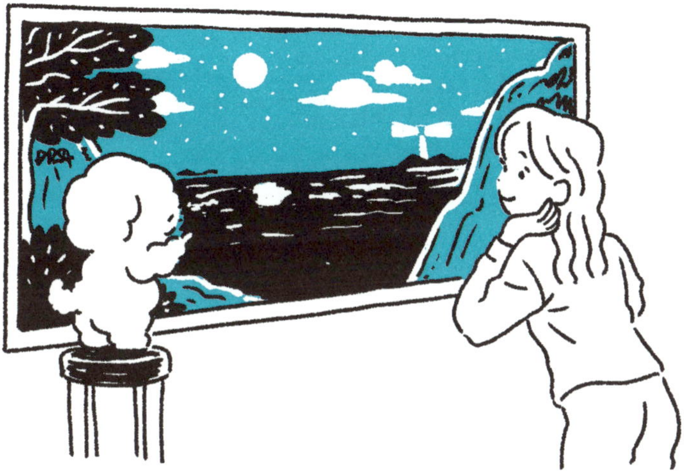

眺望遙遠的星空，啟動副交感神經！

有實驗證明，睡前使用家用型星空投影機，可以幫助入眠，也能睡得更熟。

睡眠與自律神經連動，失眠的時候是交感神經占優勢。**這時看著星空發呆，眼睛的移動會使副交感神經占優勢，讓身體進入放鬆狀態。**

瞳孔的大小會依視線的對象距離而改變，看近處時變大，看遠處時收縮。此外，緊張狀態時，瞳孔會擴張變大，放鬆時收縮變小。換句話說，**只是看向遠處，人就會自然放鬆下來。**

現代人大多一整天看著近距離的電腦或手機，晚上不妨看看遙遠的星空，釋放心靈的壓力和緊繃，放空一下。如此一來，白天的煩惱也會變得渺小而微不足道。

084

睡前喝點花草茶或低咖啡因的咖啡，放鬆一下

專治

疲勞 | **不易入眠** | 恢復精神 | 減重 | 肩頸痠痛 | 白天嗜睡 | 寒性體質水腫 | 皮膚粗糙

POINT

有放鬆效果的
洋甘菊茶
很容易準備。

穀物咖啡
或蒲公英咖啡
是夜晚的好朋友。

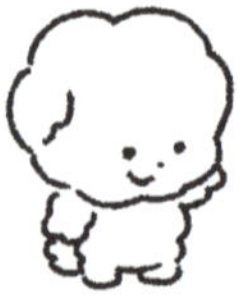

利用香氣效果舒緩心情，
也溫暖身體，
幫助好眠。

喝一杯放鬆的花草茶幫助入眠

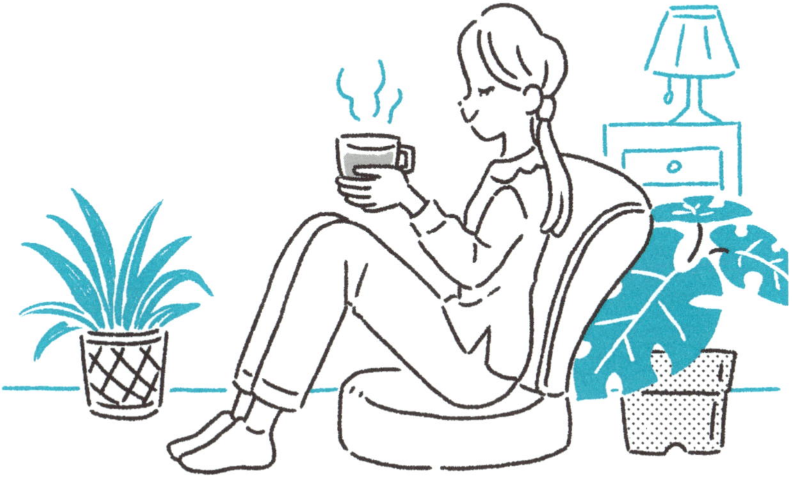

泡一杯低咖啡因的熱飲，身體暖起來，心也會變得自在

忙了一天，**睡前喝杯熱飲，放鬆心情，會更好入眠。**

花草茶的香氣和口味可以同時舒緩我們的心靈，**放鬆系中最順口好喝的就屬洋甘菊。**加一點橘子果醬，增添柑橘香氣後更美味。加牛奶做成洋甘菊奶茶也很棒。

夏天**喝洋甘菊茶時，可以加幾片薄荷或檸檬草，清爽又放鬆。**其他還有，薰衣草、菩提樹花、聖約翰草、玫瑰等多款放鬆系的草本茶飲。

喜歡喝咖啡的人，可以試試用大麥或裸麥、菊苣根等**穀物烘炒後磨粉的穀物咖啡，還有烘炒蒲公英根做成的蒲公英咖啡。**這些熱飲有暖身作用，非常適合作為睡前的放鬆茶飲。

085

睡前1分鐘的
好眠伸展操

專治

疲勞　不易入眠　恢復精神　減重　肩頸痠痛　白天嗜睡　慢性腰痛水腫　皮膚粗糙

POINT

睡前打開胸腔，使呼吸更深。

伸展運動能使僵硬的肌肉放鬆，消除身體疲勞。

解說影片連結。

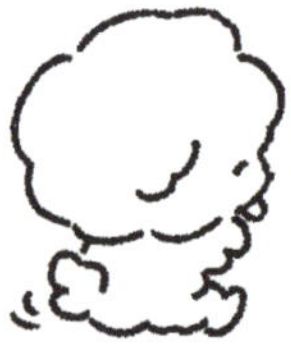

好眠伸展怎麼做？

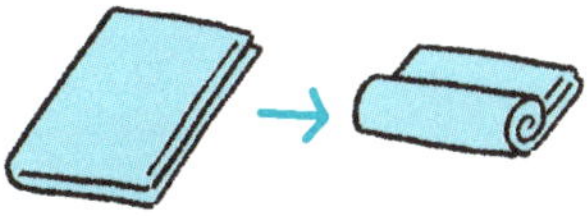

① 兩條大毛巾疊在一起，對折兩次，
再捲成筒狀。
※使用靠枕或按摩滾筒也可以。

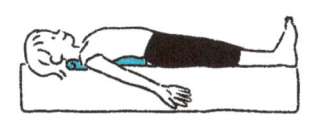

② 平躺，將毛巾捲順著脊椎墊好，
頭部貼在地面或床墊上，深呼吸。
如果不舒服，可以在頭部下方墊一個較
低的枕頭

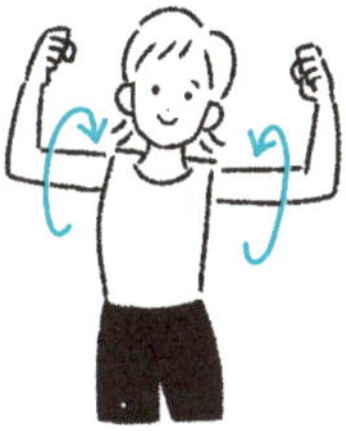

③ 保持平躺姿勢，雙手向兩旁張開，
彎起手肘，肩膀向後方轉動20次。

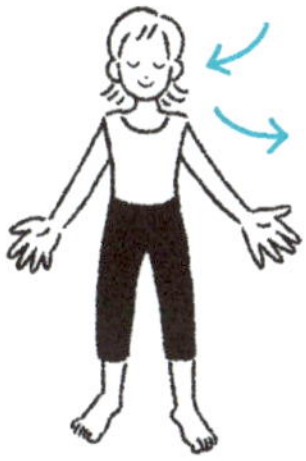

④ 手心向上放在身體兩側，閉上眼睛，
深呼吸10次。吐氣時，想像身體變重、
慢慢下沉。

躺在毛巾捲上伸展，呼吸越深，睡得更熟

睡前調整自己的姿勢，促進血液和淋巴在睡眠中的循環。藉著簡單伸展，讓緊繃僵硬的背部得以放鬆，這樣才能與床墊完全貼合，讓身體的重量平均分散在床墊上，達到好好放鬆的效果。

作法很簡單，**將大毛巾捲成筒狀，墊在平躺的身體下面，輕輕轉動肩膀和深呼吸，如此而已。**

這套好眠伸展有5個效果。

① **擴張胸腔，加深呼吸。**
② 背部完全與床墊貼合，身體徹底放鬆，也**更好入眠**。
③ **矯正姿勢**（讓你更適合低枕）。
④ 肩膀周邊放鬆，**睡覺好翻身**。
⑤ 肌肉鬆弛，血液和淋巴循環變好，**消除疲勞**。

這是1分鐘就能完成的伸展動作，大家不妨當成每日的習慣，睡前好好放鬆一下。

睡覺到一半抽筋怎麼辦？

穿襪套解決

專治

疲勞 | 不易入眠 | 恢復精神 | 減重 | 肩頸痠痛 | 白天嗜睡 | **寒性體質 水腫** | 皮膚粗糙

POINT

抽筋的原因是肌肉疲勞和體寒，還有水分不足。

夏天吹冷氣著涼，腿就容易抽筋。

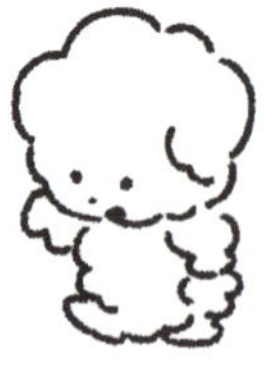

挑選不緊繃的襪套。

小腿的保養方法

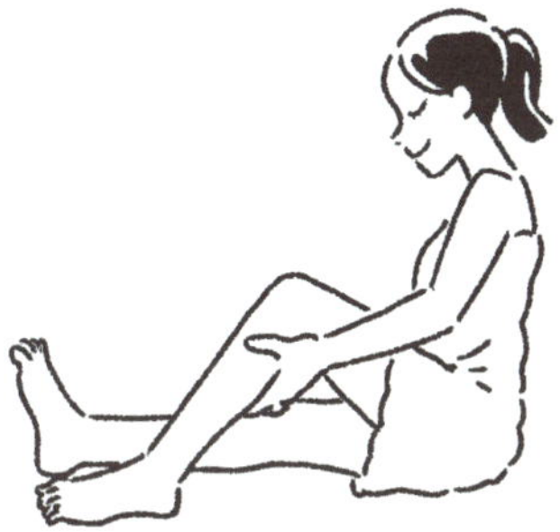

腿部疲勞時，泡澡按摩小腿。

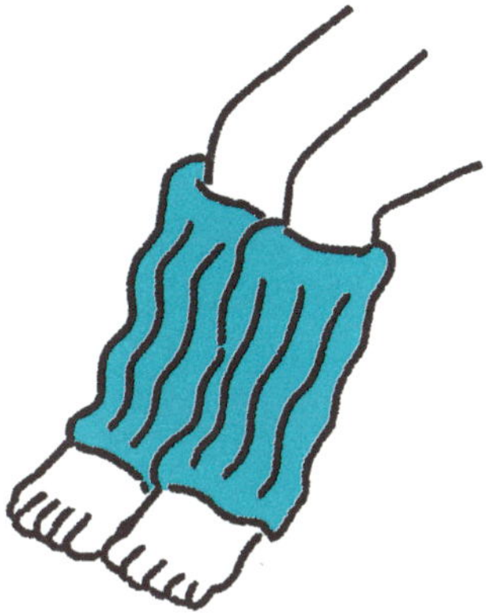

要防止著涼，襪套比襪子更好。

穿上襪套，不再抽筋！

睡眠中小腿突然「抽筋」，主要原因可能是肌肉疲勞、水分不足或寒性體質導致。

若是肌肉疲勞，可以泡澡時順便按摩小腿。冬天天氣冷，容易抽筋也不難理解，但其實夏天也會著涼。許多人穿著短褲睡覺，毛巾被只蓋在肚子，腳都露在外面。還有，我們睡眠中也會排很多汗，再加上水分不足，所以我**建議夏天最好穿襪套睡覺。**

有些人冬天會穿襪子睡覺，但這樣會妨礙腳底散熱排汗，穿襪套還是比較好的選擇。而且襪子吸收腳底板的汗水後會變得略帶濕氣，反而容易從腳著涼……

選擇襪套時，應以寬鬆、沒有壓迫感的產品為佳。

087

腿部水腫不舒服，
睡覺把腿墊高

專治

疲勞　不易入眠　恢復精神　減重　肩頸痠痛　白天瞌睡　**寒性體質水腫**　皮膚粗糙

POINT

腿部水腫的原因是，下半身血液無法回流到心臟。

平躺把腿墊高，就能舒緩水腫。

睡覺穿夜用壓力襪。

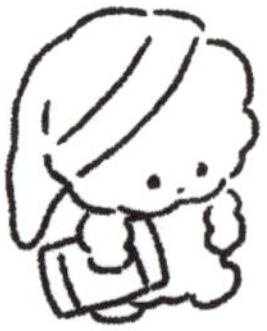

水腫時要墊高腿部

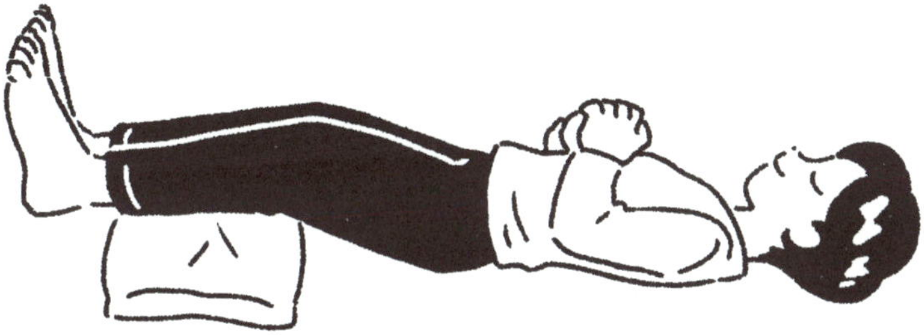

水腫時墊高腿部，也可以考慮電動床

腿部水腫的原因是下半身的血液無法順暢流回心臟。特別是女性，由於肌肉量少，肌肉的泵浦作用較弱，便容易造成水腫。

解決方法是，睡覺時墊高腿部。**將靠枕放在小腿下方，平躺大約15分鐘，感覺水腫減輕了，就可以拿開靠枕。**對於難以消除的水腫，可以考慮穿休息用的壓力襪。

另外我想要特別介紹電動床。水腫時可以墊高腿部，腰痛時可以將膝蓋向上彎曲或是將背部推高，疼痛就會減輕。哮喘或逆流性食道炎、打呼等問題，也是推高背部就能舒緩。說到電動床，過去的印象多半都是醫護用途，其實它也是改善睡眠環境的好商品。如果有更換床鋪的打算，不妨考慮看看。

其他，**飲食的鹽分及酒精過量也可能造成水腫，應該要酌量攝取。**

088

讀厚重的哲學書

就會想睡

專治

疲勞　**不易入眠**　恢復精神　減重　肩頸痠痛　白天嗜睡　皮膚粗糙

POINT

睡不著時，閱讀艱深難懂的書，誘發睡意。

看稍有難度的書會分泌有止痛效果的β內啡肽。

β內啡肽有減輕壓力的放鬆效果。

艱深難懂的書容易讓人想睡

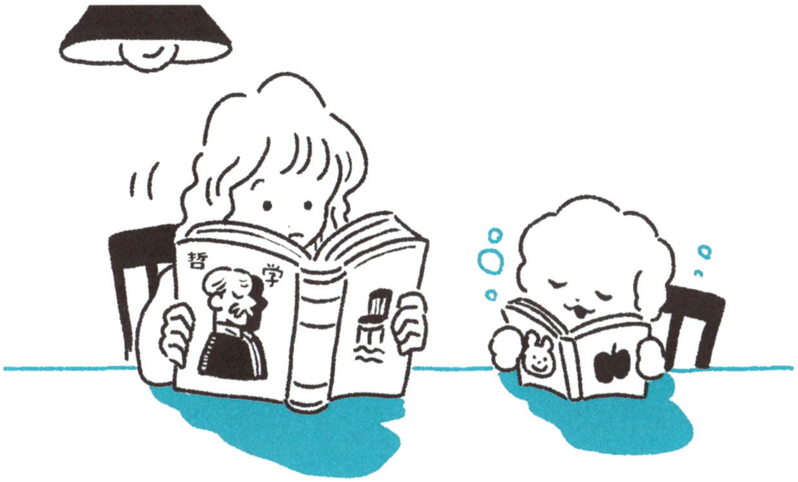

失眠的夜晚就讀難懂的書籍，越難越好睡

內容太艱深而沒辦法一口氣看完的書，例如**哲學書、專業書籍等，在「使人想睡」這個領域可是很有用處的。**

當我們閱讀難度偏高的書籍時，為了消除痛苦，體內會分泌一種叫「β內啡肽」的神經傳導物質。

β內啡肽又有「腦內麻藥」之稱，具有鎮痛效果，可以產生興奮感或幸福感，**減輕壓力或不安，讓人放鬆。**「跑者愉悅」的極度快感，或是經過按摩指壓的疼痛，隨後身體僵硬消除，便開始昏昏欲睡，這些都是β內啡肽的效果。

平時放一本艱深的哲學書在枕邊，失眠的時候拿起來讀一讀。如果你說：「但是我更想讀推理小說！」這可是會促進讓人清醒的多巴胺分泌，小心讀了更睡不著喔。

089

想事情想到睡不著時，在腦中想像「嗯～」的聲音

專治

疲勞 | **不易入眠** | **恢復精神** | 減重 | 肩頸僵硬 | 白天嗜睡 | 寒性體質水腫 | 皮膚粗糙

POINT

閉上眼，把耳朵摀住，
想像「嗯～」的聲音，
心情會神奇地平靜下來。

「嗯～」是來自
瑜伽的
蜂鳴呼吸法。

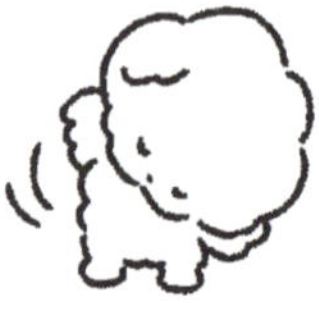

緊張時用這個方法，
可以馬上得到
放鬆效果。

腦海中響起「嗯～」的方法

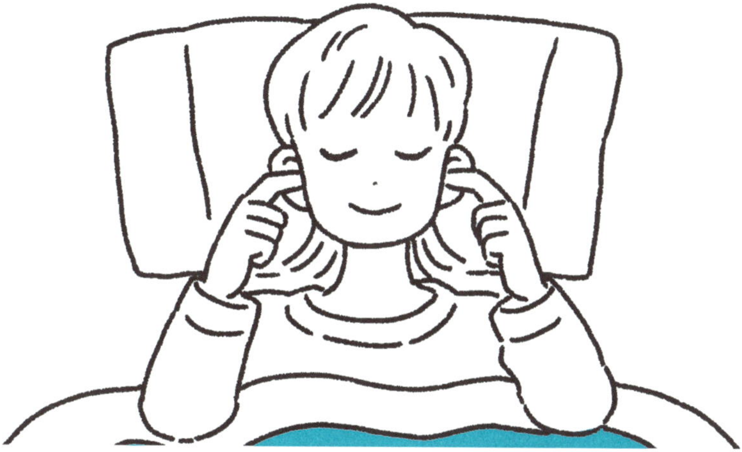

閉上眼睛，食指摀住耳朵。從鼻子吐氣，腦海中想像「嗯～」的聲音。

摀住耳朵想著「嗯～」的聲音，思緒就會變得清晰

「明天的簡報沒問題吧。」「不早點睡可不行。」「遲到就慘了。」**各種念頭接連而來，想睡卻睡不著時，試著在腦海中想像「嗯～」的聲音。**

方法非常簡單。**閉上眼睛，兩手食指摀著兩邊耳朵，同時在腦海中想像「嗯～」的聲音。**從鼻子長長地呼氣，像輕鬆地哼歌那樣。釋放全身的力氣，緩慢地呼吸，保持1分鐘。當手指離開耳朵，腦海中應該會瞬間變得安靜無聲。

這個方法是仿效瑜伽的蜂鳴呼吸法而來，瑜伽是想像眉間響起「嗚～」聲，像是蜜蜂翅膀振動的聲音，因而命名。

當我們躺在床上準備睡覺，思緒卻怎麼也停不下來時，就在腦海裡響起「嗯～」的聲音吧。

090

運用鼻孔交替呼吸法，鼻子暢通就能調整心情

專治

疲勞 | 不易入眠 | 恢復精神 | 減重 | 肩頸痠痛 | 白天嗜睡 | 寒性體質水腫 | 皮膚粗糙

POINT

右鼻通往交感神經，左鼻通往副交感神經。

左邊鼻塞，可能是身體緊張。

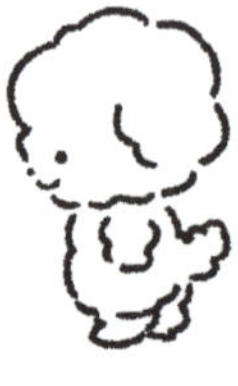

鼻孔交替呼吸法可以調整自律神經，使大腦清醒。

穩定心情的鼻孔交替呼吸法

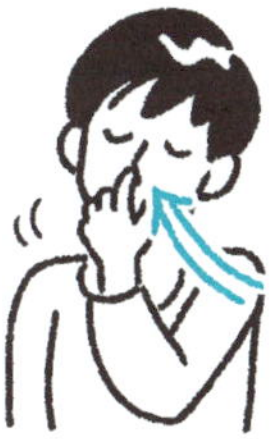

① 左手食指按住右鼻孔，
左鼻孔慢慢地吸氣4秒鐘。
另一手也可以。

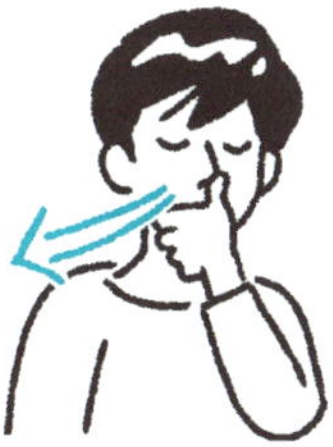

② 左手拇指按住左鼻孔，
右鼻孔慢慢吐氣4 秒鐘。
必須把氣完全吐乾淨。

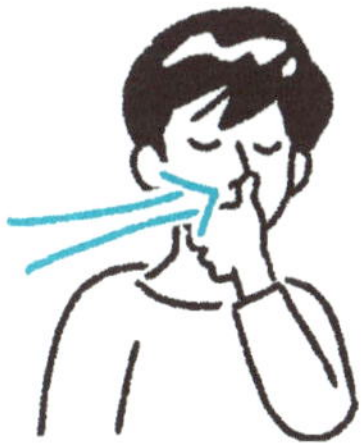

③ 完全吐氣後，左手拇指繼續按住
左鼻孔，右鼻孔盡力吸氣。

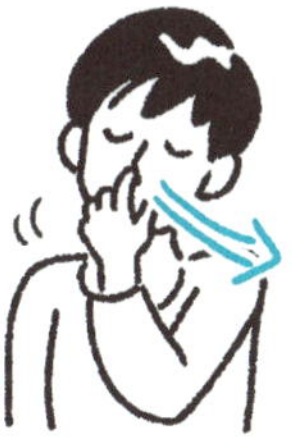

④ 左手食指按住右鼻孔，
用左鼻孔完全吐氣。

左邊鼻塞是緊張的徵兆，用鼻孔交替呼吸法來放鬆！

我們有兩個鼻孔，試著按住一邊呼吸看看。其中一邊會不會有點鼻塞？

右鼻孔連接交感神經，左鼻孔連接副交感神經。如果左鼻孔呼吸不順暢，身體會緊張僵硬。**睡前做鼻孔交替呼吸的練習，可幫助鼻子呼吸更順暢**。以下是練習方法：

①手指按住右鼻孔，從左鼻孔吸氣4秒鐘。②手指按住左鼻孔，右鼻孔吐氣4秒鐘。③手指按住左鼻孔，右鼻孔充分吸氣。④手指按住右鼻孔，左鼻孔完全吐氣。步驟①~④反覆數次。

鼻孔交替呼吸法可以有效調整自律神經，鎮定心情，還能促進臉部的血液循環。

我們鼻塞時，頭腦也容易昏昏沉沉的。這個呼吸法能輸送充分的氧氣給大腦，有很好的放鬆效果。

091

冰敷額頭或後腦勺，告別思考漩渦

專治

疲勞 | **不易入眠** | 恢復精神 | 減重 | 肩頸痠痛 | 白天嗜睡 | 寒性體質水腫 | 皮膚粗糙

POINT

冰敷額頭，
入睡更快速。

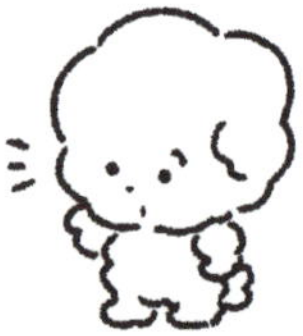

只要拿保冷劑敷額頭，
思考漩渦
就會消失。

把紅豆
放在冷凍庫，
立即完成冰敷袋。

紅豆保冷袋作法

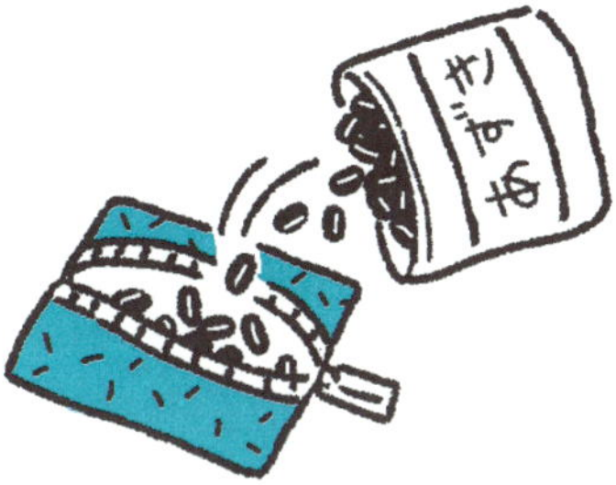

① 將250克紅豆
放入有拉鍊的網袋。

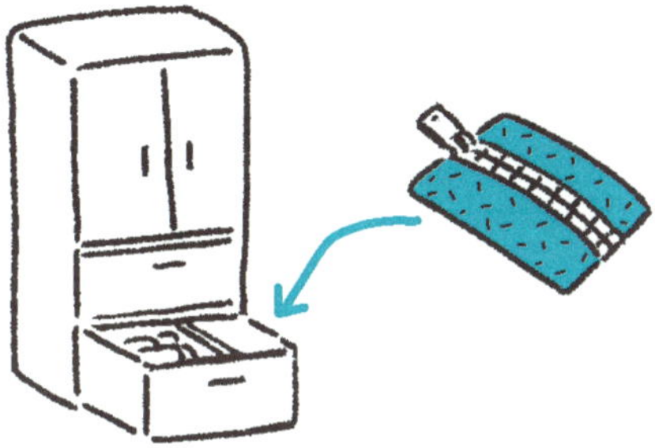

② 放進冷凍庫常備，
必要時就可以馬上拿出來。

保冷劑用手帕包起來敷在額頭，可以馬上冷靜下來，迅速入眠

心情煩躁，或是用腦過度睡不著時，冰敷頭部，讓大腦溫度下降也很有效。

冷凍庫裡常備小型保冷劑，取2～3個用手帕包起來，冰敷額頭或是後腦勺。注意不能冰到發疼，否則會是反效果，感覺涼涼的就可以。冰敷前額部位可以減緩大腦代謝，而失眠困擾者的入睡時間甚至能平均縮短13分鐘。

覺得保冷劑太冰的人，可以改用紅豆。紅豆含有15%的水分，平時放在冷凍庫，恰到好處的保冷效果可持續20分鐘。

將紅豆裝進小袋子，放到冷凍庫，就是隨時可用的冰敷袋。容易失眠的夏夜，經常可以派上用場。

092

消除疲勞的熱敷，重點是眼睛、頸部、腰部

專治

疲勞｜不易入眠｜恢復精神｜減重｜肩頸痠痛｜白天嗜睡｜寒性體質水腫｜皮膚粗糙

POINT

熱敷眼睛，切換副交感神經。

眼睛、頸部、腰部都是達到放鬆的熱敷重點。

用微波爐和毛巾簡單製作熱敷眼罩。

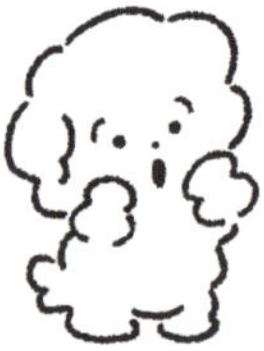

熱敷眼睛好放鬆

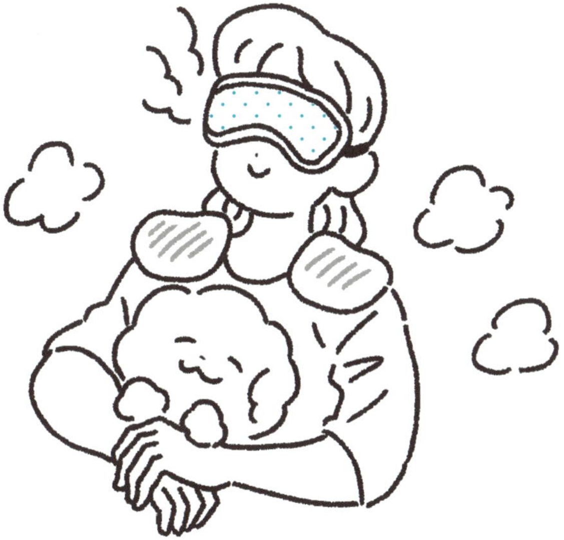

戴上熱敷眼罩，馬上進入放鬆模式！

熱敷眼睛可以消除疲勞，全身放鬆。控制眼球轉動的動眼神經屬於副交感神經，**熱敷眼睛等於是啟動副交感神經，讓身體切換成放鬆模式。**眼睛變暖後，全身血管擴張，連手腳都會感覺熱呼呼的。

拋棄式的熱敷眼罩是旅行的便利小物，但平常還是建議選擇可重複利用的。有以紅豆或凝膠為材質，可用微波加熱的眼罩，也有充電式眼罩等種類。

塑膠袋裝熱毛巾也可以充當眼罩。熱毛巾泡熱水後擰乾，或是沾濕後用微波爐加熱。

除了眼睛周圍之外、後頸、腰部的骶骨，還有自律神經通過的脊椎，都是能有效消除疲勞的熱敷重點部位。這幾個地方同時熱敷，全身都會超級紓壓。

093

心情煩躁時，試試「書寫冥想」

專治

疲勞　不易入眠　恢復精神

POINT

將煩心事寫在紙上可以整理思緒。

專注於寫字，減少不安和壓力。

單純寫下待辦事項，心情就好多了。

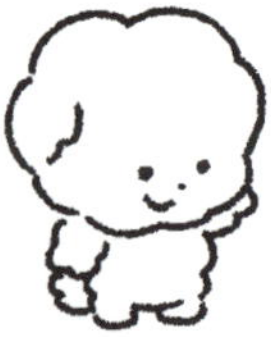

把心事寫出來的日記寫作

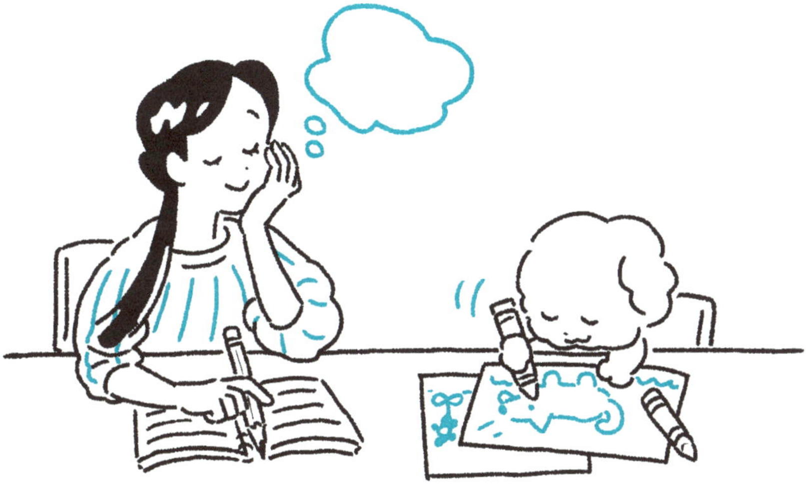

心裡的事全部寫出來，整理情緒

明明很想睡，卻**心情煩悶、負面思考停不下來時，可以試試「日記寫作」。**拿出紙和筆，把浮現在腦海的事情和念頭寫出來就好。這也叫做「書寫冥想」。

日記寫作可以隨便亂寫。專注在書寫這件事，就是一種正念，**不安或壓力會隨之減少。**

「討厭○○」、「明明很努力」、「好煩啊，為什麼？」、「好累啊」等等，想到什麼就寫什麼，把這些事情都從心裡掏出來。寫到再也寫不出東西為止。

簡單列出隔天要做的事，也能整理思緒，幫助心情平靜下來。躺在床上想起該做的事，會無意識地給自己壓力：「不能忘記。」枕邊放一本記事本，隨時想到便拿來寫一寫，這樣就可以安心睡覺了。

094

失眠的時候，

先離開床鋪

專治

疲勞　不易入眠　恢復精神　減重　肩頸痠痛　白天嗜睡　寒性體質水腫　皮膚粗糙

POINT

好幾天都睡不著，就會開始害怕失眠。

「床鋪＝睡不著的地方」，一旦產生這念頭，看見床就會緊張。

睡不著就離開臥室，縮短躺在床上翻來翻去的時間。

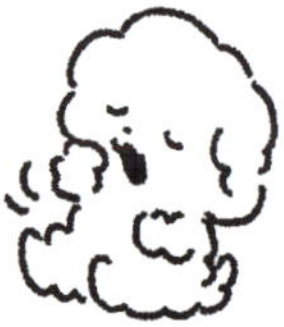

「睡不著的時候」不用著急，先下床走走

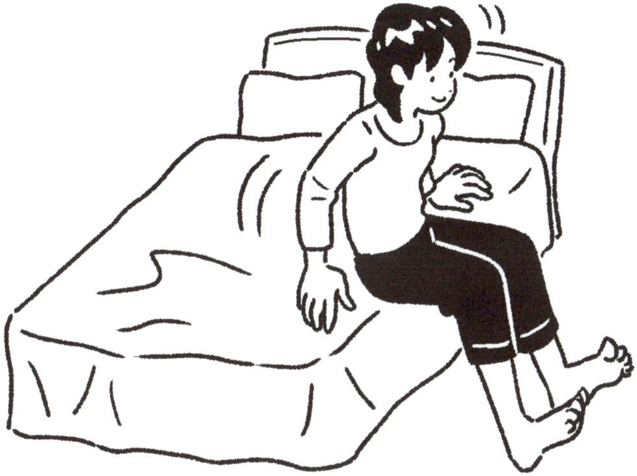

強迫自己忍耐「睡不著」，可能會造成長期失眠

有些人接連幾天睡不著，就開始擔心自己會一直睡不著，結果造成長期失眠。躺在客廳的沙發能睡著，但進到臥室看見床，就不由自主心生恐懼：「萬一今天又睡不著怎麼辦？」

睡不著的時候還強迫自己躺在床上是很不好的，這只會使失眠更加惡化。**為了固化「床＝睡覺的地方」，必須縮短躺在床上睡不著的時間。**有睡意才上床，如果過了15分鐘還沒睡著，開始不安或著急了，就先暫時離開床鋪。切記不要看時鐘。抱著輕鬆的心情，待在微暗的房間裡，等真的睡意來了再去躺床。

反覆幾次後，睡眠時間會漸漸變長。重新調整大腦的突觸，漸漸會變成一上床就想睡了。

095

在放鬆的聯想詞環繞中，安穩入睡

專治

疲勞　不易入眠　恢復精神　減重　肩頸痠痛　白天嗜睡　雌性激素水準　皮膚粗糙

POINT

腦海中浮現「放鬆」的聯想語詞，能一夜好眠。

腦海中浮現「休息」的聯想語詞，容易順利入睡。

在心中默念高興、幸福等字眼，讓人睡得更香甜。

睡前聯想一些愉悅幸福的關鍵字

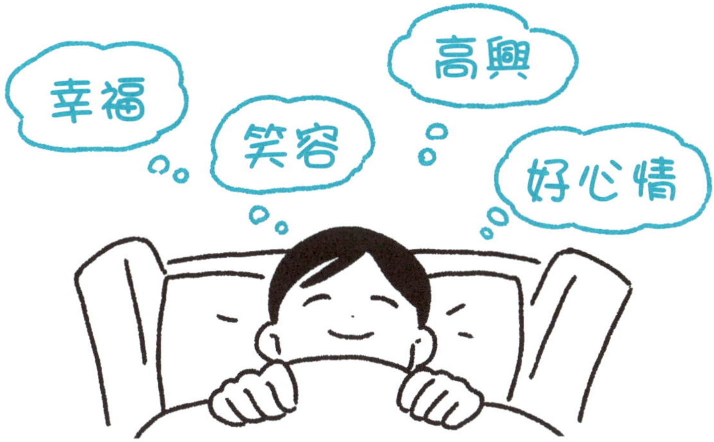

在心中反覆想幸福的詞，就能帶著幸福感入眠

大家都說睡不著的時候就數羊……這在英語以外的文化圈不一定有效。因為用英語說「One sheep」，sh的發音是自然呼氣，才有使心情平靜、釋放力氣的效果。

根據美國的研究，**單純聯想與放鬆有關的語詞，就能睡得更好。**「休息」、「放鬆」、「舒服」、「安穩」……有一半受試者只是看到這些語詞，睡眠時間就變長了。

與休息相關的語詞，也能改善入睡。將這些詞寫在便條紙上，貼在睡前容易看見的地方。

「高興」、「舒服」、「愉快」、「幸福」、「好滿足」等，選3～5個與心情相符的語詞，想像相關的情境，看看身體是什麼感覺。你應該能夠帶著滿滿的幸福感好好入睡。

096

從100開始倒數，不知不覺就睡著了

專治

疲勞 | 不易入眠 | 恢復精神 | 減重 | 肩頸痠痛 | 白天嗜睡 | 寒性體質水腫 | 皮膚粗糙

POINT

腦海中充滿無意義的事，覺得無聊就會想睡。

減法需要專注，不會產生雜念。

祕訣是慢慢花3秒鐘倒數。

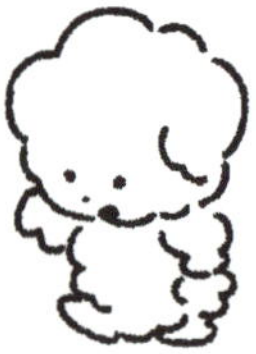

消除雜念的倒數法

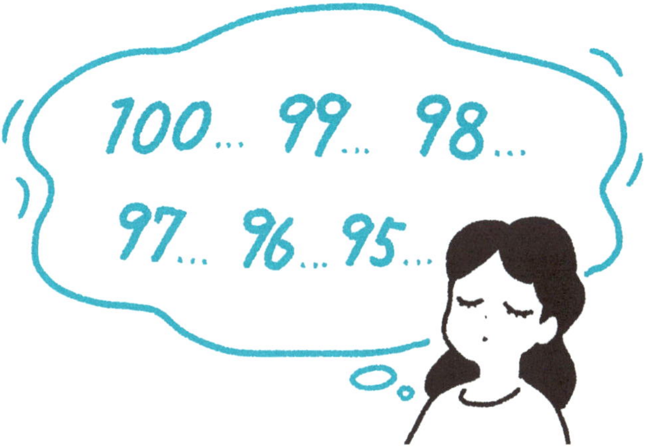

從100倒數！零雜念入眠法

睡不著的其中一個原因是心事一件接一件，不斷浮現腦海。這時，**用一些無意義的事來填滿，就會因為太無聊而不知不覺睡著了。**

最簡單的方法就是「倒數法」。**閉上眼睛，從100開始倒數。**訣竅是3秒鐘一個數字，慢慢數。心思放空，不知道數到哪裡了，就從100開始重新再來。

加法比較簡單，過程中容易產生雜念。還有，數字越數越多，會產生「這樣一直睡不著怎麼辦」的念頭，越急越睡不著。

減法需要專注力，頭腦沒空間產生雜念。曾有長年失眠的人，數到70就睡著了！效果令人讚不絕口。半夜醒來就睡不著的時候，不妨試試看。

097

意識全部集中在呼吸上，進入正念狀態

專治

疲勞　**不易入眠**　**恢復精神**　減重　肩頸痠痛　白天嗜睡　寒性體質水腫　皮膚粗糙

POINT

正念是將意識集中在當下。

平躺下來，慢慢把注意力專注在呼吸上。

想像大自然正透過自己在呼吸。

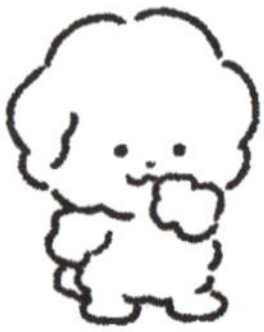

慢慢地把注意力放在呼吸上

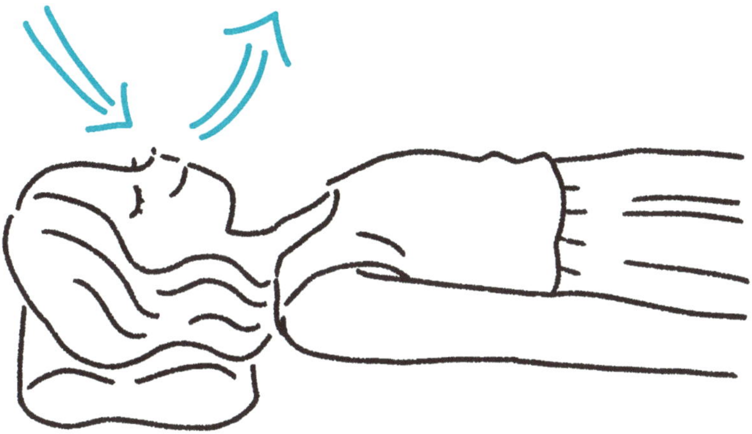

意識集中在呼吸，就是簡單的正念冥想

正念就是專注於「當下」，感受心靈、身體、周圍發生的一切，並完全接納。這在商業界也頗受關注，可以提升專注力及創造力，以及控制負面情緒等好處，對心理健康很有幫助。

躺在床上擔心「睡不著怎麼辦」時，**覺察現在正為了失眠而不安的自己、身體很緊張，然後接受這樣的自己。**一旦接受了，你會發現自己將不再為不安的情緒困擾。

接著專注呼吸。吸氣時冷空氣通過鼻腔，停在深處。接著呼氣，專注於溫暖的空氣從鼻腔釋出的感覺。**想像這一刻不是自己在呼吸，而是大自然透過自己在呼吸，精神更集中，不知不覺就睡著了。**

098

睡覺的時候
你會磨牙嗎？

專治

疲勞　不易入眠　恢復精神　減重　肩頸痠痛　白天嗜睡　皮膚粗糙

POINT

舌頭有齒痕嗎？
或是下巴有點酸？
那你可能睡覺會磨牙。

看到寫著
放鬆語詞的紙條，
就會不自覺放鬆下來。

過高的枕頭
可能造成
磨牙或緊咬問題。

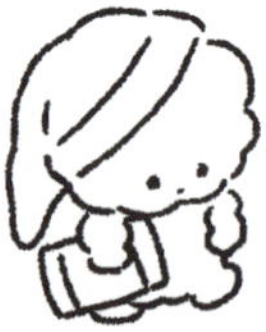

睡覺的磨牙對策

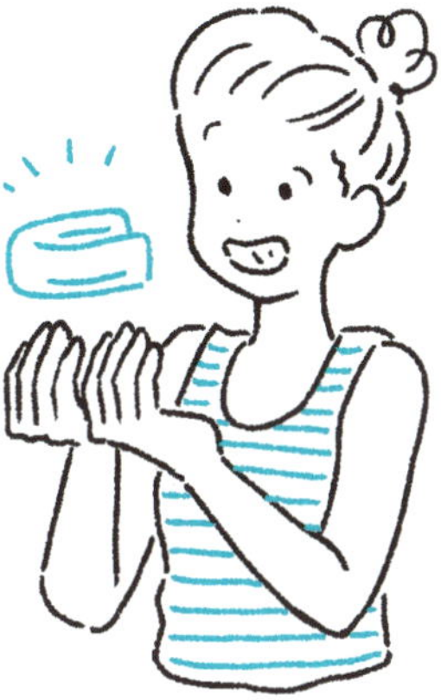

量身訂製咬合板（防磨牙套）。

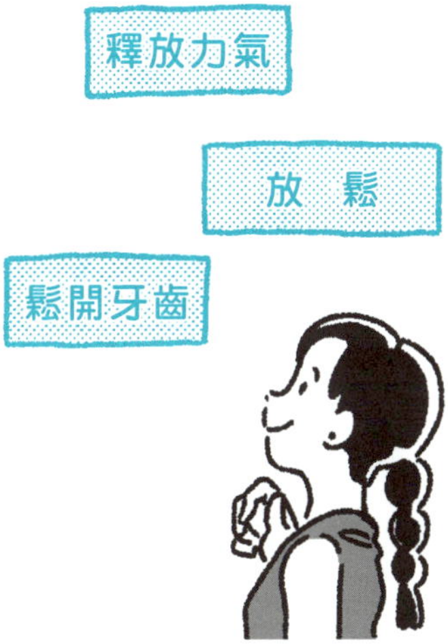

把放鬆類的關鍵字貼在隨處可見的地方，適時提醒自己

放鬆語詞和食物纖維可以減輕磨牙的問題

如果發現舌頭有清楚的齒痕、牙齒磨損、起床時下巴痠痠的，那麼你很可能睡眠有磨牙習慣或是緊咬問題。

最好的辦法是**到牙科診所訂製咬合板，以保護牙齒**。

還可以**將「鬆開牙齒」、「釋放力氣」、「放鬆」等語詞寫在便條紙，貼在顯眼的地方**，這個方法連牙科醫師都很推薦。

根據日本岡山大學的最新研究，**食物纖維攝取量少的人，多半睡眠中都有磨牙的傾向。**攝取食物纖維既是健康飲食習慣的基礎，也有提升睡眠品質的效果，我們應該要更積極攝取。

選擇適合自己的枕頭也很重要。枕頭太高，容易造成上下臼齒接觸，導致磨牙或緊咬。躺著高度剛好的枕頭，臼齒自然會分開，問題也就改善了。

099

遇到鬼壓床不要慌張，深呼吸

專治

疲勞　不易入眠　恢復精神　減重　肩頸痠痛　白天嗜睡　寒性體質 水腫　皮膚粗糙

POINT

鬼壓床是作息不規律或睡眠不足引起的。

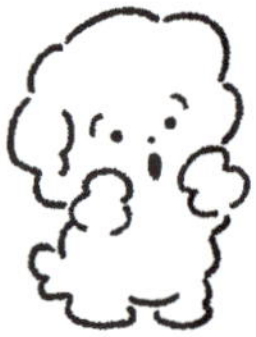

遇到鬼壓床先慢慢深呼吸，專注指尖。

側躺睡比較不容易發生鬼壓床。

遇到鬼壓床怎麼辦

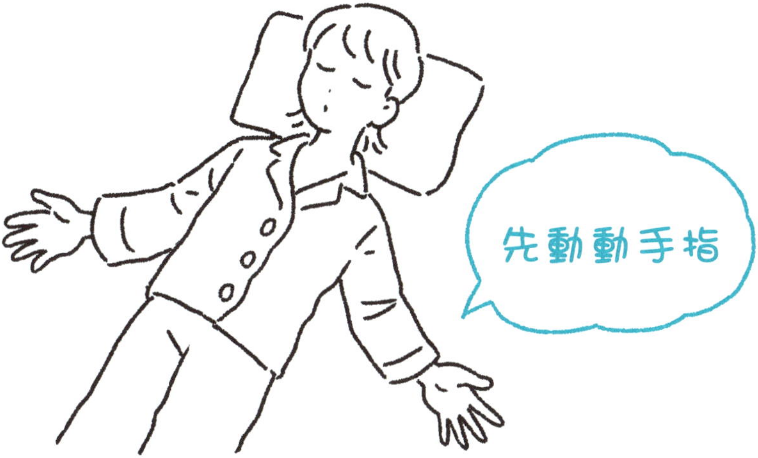

慢慢深呼吸，將意識集中到手指。

鬼壓床發生在REM睡眠期間，不要驚慌，慢慢深呼吸就好

鬼壓床在醫學上稱為睡眠麻痺，是睡眠時「快速動眼期」（REM）肌肉鬆弛狀態下，突然醒來時發生的症狀。由於REM睡眠期間呼吸和脈搏都會比較不穩定，人才會感到不安，並不是什麼靈異現象。

遇到鬼壓床時，**不要試圖勉強起身，先意識到「現在是REM睡眠，身體動不了」，慢慢深呼吸，穩定情緒。**過一會後，將意識集中到指尖，如果手指稍微能動了，全身就能恢復正常了，所以不要著急。

容易發生鬼壓床的情況分成幾種，例如：長期睡眠不足，一到假日就暴睡還睡眠債，過著不規律的生活。出差旅行在不熟悉的地方過夜，或是半夜假寐時、凌晨二度入睡的時刻等。還有，據說**厚重的棉被和平躺的姿勢也容易發生鬼壓床。**很在意的話，不妨側躺睡，就會比較好了。

100

改善打呼的訣竅：改變枕頭高度與繞舌練習

專治

疲勞｜不易入眠｜恢復精神｜減重｜肩頸痠痛｜白天嗜睡｜寒性體質水腫｜皮膚粗糙

POINT

要改善打呼，必須把枕頭高度調整到容易呼吸的狀態。

一天三次繞舌操，可以改善打呼。

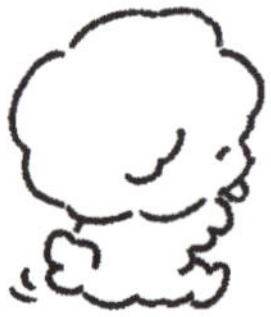

繞舌加上眼球轉動，還能改善眼睛疲勞！

繞舌操的步驟

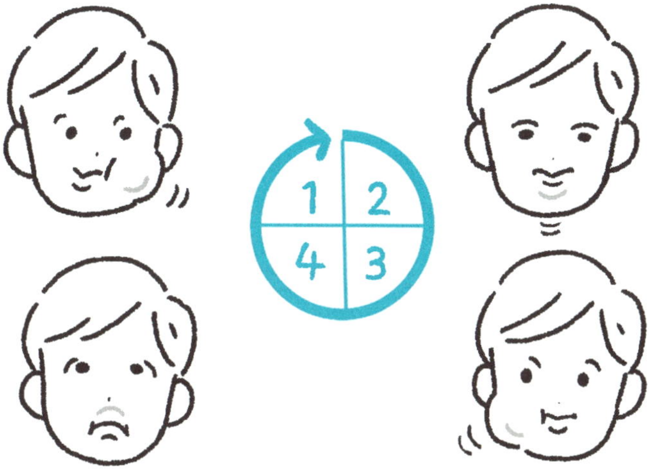

嘴巴輕輕閉起來，以舌尖按壓牙齦外側，然後慢慢繞圈。

一天三次的繞舌操，有效改善打呼和臉頰下垂

打呼是呼吸道（空氣的通道）變窄所引起。**首先要調整枕頭高度，讓呼吸更順暢，太高或太低都會造成呼吸道狹窄。**

如果感覺臉頰或下巴有點下垂，呼吸道也會變窄。這時就要用「繞舌操」來鍛鍊肌肉。

嘴巴輕閉的狀態，舌尖抵著牙齦外側慢慢地繞一圈。順時針2圈、逆時針2圈為一組，早中晚各進行三組以上。一開始舌頭會很痠，次數慢慢增加就好。

除了改善打呼，繞舌操對雙下巴、法令紋、臉部不對稱也有效。還能促進唾液分泌增加，預防口臭或牙周病，真是好處多多。習慣了以後，舌頭運動時，眼球可以跟著一起轉動，改善眼睛疲勞或乾眼症。想到時就動一動吧。

後記

掌握一夜美人力，打造舒適愉快的生活

非常感謝大家讀到最後。

有沒有找到你想試試看的方法呢？

日前，一位曾經來諮詢的女士寄感謝信給我，提到了「睡眠已經大有改善」，以下分享信中部分段落：

「戒酒很難，不過咖啡因或許可以減少一點……現在下午3點後，我就不喝含咖啡因的飲料了。

以前總是躺著滑手機，我以為戒不掉，下定決心要改善睡眠品質後，竟然輕輕鬆鬆就戒掉了，我自己都嚇了一跳（笑）。還有，我現在每天都會出去走一走，曬曬太陽，睡前也會做一些伸展運動，已經變成習慣了。

我還是會喝一點酒，所以半夜難免會起來上廁所，但我有記住不要開燈，通常朦朦朧朧地很快又睡著了。

有心事睡不著的時候，我就從100倒數，不知不覺就進入夢鄉了……能夠成功改變自己的睡眠，實在太高興了。老師推薦的二重紗睡衣我也買了喔！」

只要像這位女士這樣子，先試著從生活的小地方著手，妳的睡眠就會像推骨牌那樣開始出現變化。帶著輕鬆的心情，從書中挑一個看起來能簡單做到的方法，實踐看看吧。

本書所介紹的方法，我也沒有全部實踐。例如，我是寒性體質，泡澡泡到出汗需要花時間和體力，平常我只泡5～6分鐘，最長也不過10分鐘。雖然不是100分的沐浴法，但還有其他方法可以平衡，所以就不必那麼計較了。

不過，早上我也會花5～6分鐘快速泡澡。有時候比較忙，睡覺無法完全消除疲勞時，早晨泡個澡，身體和精神狀態都會比較好。感受到明顯成效後，現在已經成為我的晨間習慣了。

期許大家看完本書，也能嘗試各種「幫助香甜好眠的方法」，為自己打造一個舒服愉快的美好生活。

参考文獻

- 健康づくりのための睡眠ガイド2023（厚生労働省）
  https://www.mhlw.go.jp/stf/seisakunitsuite/bunya/kenkou_iryou/kenkou/suimin/index.html
- 『体を整えるすごい時間割』（大和書房）
- 『「植物の香り」のサイエンス：なぜ心と体が整うのか』(NHK出版)
  （中譯本：《植物香氣的科學》／遠足文化）
- せんねん灸つぼブック（セネファ）
- 『花粉症は1日で治る！』（自由国民社）

一夜美人力

越睡越年輕，100 招打造香甜好眠的入睡魔法術

オトナ女子の不調と疲れに効く 眠りにいいこと 100

作　　者　三橋美穂
譯　　者　蔡昭儀
主　　編　林玟萱

副總編輯　呂佳昀
總 編 輯　李映慧

出　　版　大牌出版 / 遠足文化事業股份有限公司
發　　行　遠足文化事業股份有限公司（讀書共和國出版集團）
地　　址　23141 新北市新店區民權路 108-2 號 9 樓
電　　話　+886-2-2218-1417
電子信箱　streamer@bookrep.com.tw

封面設計　FE 設計 葉馥儀
排　　版　新鑫電腦排版工作室
印　　製　中原造像股份有限公司
法律顧問　華洋法律事務所　蘇文生律師

定　　價　390 元
初　　版　2025 年 9 月

電子書 E-ISBN
978-626-7766-31-6（EPUB）
978-626-7766-32-3（PDF）

國家圖書館出版品預行編目資料

一夜美人力 : 越睡越年輕，100 招打造香甜好眠的入睡魔法術 / 三橋美穗 著;
蔡昭儀 譯 . -- 初版 . -- 新北市 : 大牌出版 , 遠足文化發行 , 2025.09
240 面 ; 14.8×21 公分
譯自 : オトナ女子の不調と疲れに効く 眠りにいいこと 100
ISBN 978-626-7766-33-0（平裝）
1. 睡眠　2. 婦女健康　3. 健康法

411.77　　114011609